中医诊疗歌括

陈世伦 编著

中山大学出版社
·广州·

图书在版编目（CIP）数据

中医诊疗歌括/陈世伦编著．—广州：中山大学出版社，2011.8
ISBN 978-7-306-03958-3

Ⅰ．中…　Ⅱ．陈…　Ⅲ．中医学：临床医学　Ⅳ．R24

中国版本图书馆 CIP 数据核字（2011）第158507号

出 版 人：祁　军
策划编辑：鲁佳慧
责任编辑：鲁佳慧
封面设计：林绵华
责任校对：马霄行
责任技编：黄少伟
出版发行：中山大学出版社
电　　话：编辑部 020-84111996，84113349，
84110779，84111997
发行部 020-84111998，84111981，
84111160
地　　址：广州市新港西路135号
邮　　编：510275　　传　真：020-84036565
网　　址：http：//www.zsup.com.cn
E-mail：zdcbs@mail.sysu.edu.cn
印 刷 者：广州中大印刷有限公司
规　　格：880mm×1230mm　1/32
5.25印张　115千字
版次印次：2011年8月第1版
2011年8月第1次印刷
印　　数：1～2000册　　定　价：15.00元

内容简介

作者根据自己从事中医临床60余年的实践经验，将中医内科常见的42种疾病的诊疗心得以歌括的形式整理成书。每一种疾病按照病理病因、辨证施治以及治疗用药编写成歌诀，语言简练，词句押韵，读来朗朗上口，便于诵读记忆。本书可供基层医疗卫生机构的中医临床从业人员以及中医药院校师生和对中医药感兴趣的人士学习参考。

作者简介

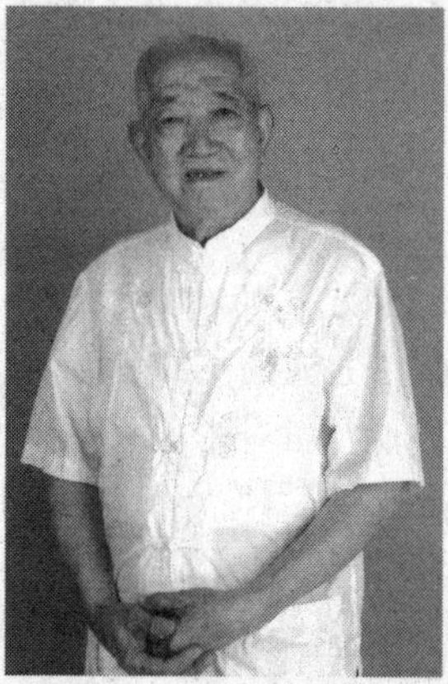

陈世伦 1929年生，5岁就读私塾，1944年继承骆氏三代中医衣钵，精读《内经》、《难经》、《伤寒》等名著并随师应诊，踏遍山乡村寨，深受广大群众欢迎。1953年考入江西省中医进修学校。1960年就读于江西中医学院教研班，后于九江市地方病防治所任中医师。1965年，于九江县卫校任负责人。1979年恢复职称评定后首批晋升主治中医师。1980年退休后自主行医和培养学生至今。

代　序

家父少年习医，自15岁悬壶，行医逾60载。早年走乡串村，送医问诊，医德高尚，医术精湛，治愈顽疾痼症无数，惠及乡梓。后任职医校，教书育人，桃李芬芳。退休后仍退而不休，坐堂应诊，妙手回春，亲授弟子，传道授业。时耄耋之年，仍老骥伏枥，壮心不已，白发丹心。为弘扬祖国医学，笔耕不辍，将60余年行医之经验整理编撰成《中医诊疗歌括》一书，与同行交流，传授于学生弟子。新近返乡探视，曾一起讨论书稿并协助整理，深感家父对祖国医学的热爱和对事业的执著追求，实为我等晚辈后生学习之楷模。

本书是作者行医60余年的实践总结，是一部呕心之作。书中对中医内科常见的42种疾病的病理病因、辨证施治和治疗方略以歌诀的形式进行了详细论述，易懂好记，具有很高的实用性，相信对临床一线的中医药从业人员和学生有所帮助。现书稿已成，值此出版之际，祝愿父母健康长寿，为中医药事业多作贡献。

陈尚武

中山大学博士、教授、博士生导师

目　录

感　冒

感冒伤风外感疾，临床表现有特征。
风邪侵袭人体致，鼻塞流涕咳嗽声。
恶寒发热并头痛，本病四时皆有之。
春冬季节为多见，病情轻重有不同。
病情较重流行广，时行感冒名义称。
时行感冒有传染，伤风感冒不一般。

病因病理

病因病理感外邪，四时六气失常侵。
气候突变有影响，寒暖失常为时因。
起居不慎兼疲劳，冷热不调或雨淋。
卫气不固肌体弱，风邪侵袭而致病。
风邪入侵首犯肺，肺合皮毛开窍鼻。
风邪犯肺肺失宣，肺系症状就出现。

辨证施治

辨证施治感冒疾，风寒风热要分清。
病情常有兼证现，挟湿挟暑不能混。

（一）风寒感冒

风寒证属风寒邪，寒束肌表肺失宣。
发热轻来恶寒重，无汗头痛肢节疼。
鼻塞声重流清涕，喷嚏咳嗽喉痒频。
吐痰稀薄清白色，口淡不渴喜热饮。
舌苔薄白而湿润，脉象浮缓或浮紧。
治宜辛温解表法，宣肺散寒葱豉汤。
重证恶寒发热甚，荆防败毒散加减。

（二）风热感冒

风热证属风热邪，　　风热犯表肺卫伤。
微恶风寒发热重，　　头昏胀痛有鼻塞。
汗泄不畅面多赤，　　咽喉乳蛾红肿疼。
咳嗽痰稠色泽黄，　　咯吐不爽粘咽喉。
舌苔薄白微黄色，　　风热在表脉浮数。
辛凉解表宣肺热，　　方用银翘散加减。

（三）兼证

1. 挟湿感冒

挟湿感冒湿困肌，　　卫阳被阻肺失宣。
身热不畅症状见，　　恶寒汗少肢体酸。
头重如裹关节疼，　　咳声重浊痰黏稠。
胸闷脘痞恶心呕，　　纳呆腹胀大便溏。
胃肠不适口中淡，　　舌苔白腻脉象濡。
疏风祛湿解表法，　　藿香正气散加减。

2. 挟暑感冒

挟暑感冒暑湿伤，　　暑伤肌表肺失畅。
夏季感冒为多见，　　往往挟当令暑邪。
暑邪常见多挟湿，　　暑湿并重表证兼。
明显气分湿热证，　　身热汗少热不解。
口渴心烦小便赤，　　胸闷泛恶食纳差。
头晕胀痛身酸楚，　　舌苔黄腻脉濡数。
清暑化湿解表法，　　新加香薷饮加减。

附　方

（1）葱豉汤。葱白、淡豆豉，加杏仁、荷叶、防风、荆芥。

（2）荆防败毒散加减。常用药：荆芥、防风、生姜、川芎、前胡、柴胡、桔梗、枳壳、茯苓、羌活、独活。

（3）银翘散加减。常用药：金银花、连

翘、桑叶、菊花、栀子、淡豆豉、薄荷等。同时，应酌情用清热化痰药，如前胡、牛蒡子、桔梗、浙贝母、杏仁、甘草、枇杷叶等。

(4) 藿香正气散加减。常用药：藿香、紫苏、白芷、桔梗、白术、厚朴、半夏、茯苓、陈皮、甘草、苍术、薏仁。

(5) 新加香薷饮加减。常用药：香薷、豆卷、藿香、佩兰、六一散（或鸡苏散）、扁豆花、青蒿、金银花、连翘、青荷叶等。如暑热偏甚加黄连或黄芩、栀子。湿邪偏重酌加苍术、厚朴、半夏、陈皮。

风 温

风温感受风温邪，　　时令外感热病属。
发在冬春两季节，　　起病突急发热多。
咳嗽烦渴微恶风，　　头痛胸痛肺卫征。

《伤寒论·太阳篇》中就记载：“若发汗已身灼热者，曰风温。”叶天士也曾有“风温者，春月受风，其气已温”的论述。在《外感温病篇》中，陈平伯谓“风温为病，春月与冬季居多，或恶风，或不恶风，身必热，咳嗽，烦渴”，指出了风温的特点。

病因病理

本病发生与发展，　　人体正气多不强。
劳倦受凉有影响，　　肺卫防御功能弱。
气候剧变卫不固，　　冷热失常感时邪。
古人有“温邪上受，　　首当犯肺”的论说。
初起病邪犯肺卫，　　卫气被郁肺失宣。
肺卫之邪不得解，　　临床出现肺卫证。
一是顺传于气分，　　气分不解入营血。
两阳相劫风热搏，　　抑或逆传于心包。

辨证施治

辨证施治风温病，　　审证求因须记清。
病初起邪在肺卫，　　继则出现热壅肺。
气分热盛入于里，　　胃肠实热内结证。
病邪入侵有发展，　　深入营血陷心包。
昏迷抽搐动风证，　　久羁热邪耗真阴。

（一）邪犯肺卫证

邪犯肺卫风热侵，卫气被阻肺失宣。
病初发热微恶风，重则寒战又头痛。
咳嗽口淡时微渴，痰黏色白量亦少。
有时胸闷或隐痛，微汗少汗或无汗。
舌苔薄白或薄黄，舌边光红脉浮数。
辛凉解表宣肺气，银翘散方来加减。

（二）热壅肺气证

邪热壅肺肺失宣，蒸液成痰痰热郁。
高热不退烦渴饮，汗出咳喘面赤红。
呼吸粗促鼻翼煽，胸闷胸痛微紫唇。
热盛伤津致此证，脉数苔黄舌质红。
清热宣肺化痰法，麻杏甘膏汤加减。

（三）热在气分证

邪热熏蒸于阳明，气分热炽肌腠松。
高热面赤情绪躁，口渴心烦喜冷饮。
热盛伤津大汗出，舌红苔黄脉洪数。
清热生津是大法，石膏知母汤加减。

（四）热入心营证

邪毒炽盛入营血，内传心包见神昏。
高烧持续夜更甚，烦躁不安呼吸急。
口唇干焦渴少饮，时有谵语至昏迷。
颈项强直手足抽，或发斑疹见衄血。
舌质红绛起芒刺，苔焦黄来脉细数。
清营透热开心窍，清营汤中来加减。

（五）正虚欲脱证

正不胜邪病深沉，阴竭阳脱津液亏。
呼吸浅促极困难，鼻翼煽动唇发青。

面色苍白四肢冷，　　头面大汗似雨淋。
口唇指甲发青紫，　　口干躁烦心不宁。
身热突然往下降，　　神志逐渐似模糊。
舌质淡红有紫色，　　细数无力微欲绝。
益气救阴固阳脱，　　生脉散合参附汤。

附　方

（1）银翘散加减。常用药：金银花、连翘、桔梗、牛蒡子、薄荷、淡豆豉、前胡、甘草、荆芥、淡竹叶。

（2）麻杏甘膏汤加减。常用药：炙麻黄、杏仁、生石膏、甘草、黄芩、金银花、鱼腥草、连翘、鲜芦根。

（3）石膏知母汤加减。常用药：知母、石膏、甘草、粳米。可加金银花、黄芩、鲜石斛、芦根、淡竹叶等。

（4）清营汤加减。常用药：黄连、金银花、连翘、牡丹皮、郁金、石菖蒲、生地黄、川贝母、天竺黄、麦冬、玄参、水牛角等。

（5）生脉散合参附汤加减。常用药：红参（或党参）、制附子、麦冬、五味子、煅龙骨、煅牡蛎、炙甘草。阳虚欲脱严重者加干姜，阴伤明显加沙参、玉竹。面唇发绀配加石菖蒲、丹参。

按：若阳回之后，邪热仍盛，再根据病情，采用清热、化痰、凉营、解毒等方法结合处理。

春　温

春温主要感外邪，春季温热邪发生。
春季冬季之交发，一种时令之热病。
突然发病见高热，神昏痉厥是特征。
高热烦渴欲多饮，汗出喜凉精神靡。

病因病理

本病形成病因理，正气不足是主因。
抗病能力又低弱，寒湿不一气候变。
生活起居遭失慎，易感春令温热邪。
加之里热阴伤证，均可导致本病生。

辨证施治

辨证施治春温病，病势多属急暴情。
病理转变有轻重，卫气营血四阶段。

（一）热在气分证

1.

热郁阳明津液亏，邪入阳明里热蒸。
症见壮热恶热象，面赤气粗又烦心。
汗出口渴喜凉饮，燥热不安语声扬。
舌苔黄而又干燥，脉形洪大重按盛。
清泄里热护阴津，银翘散合白虎汤。

2.

腑实热结阳明腑，热积阳明阴液伤。
症见身热大便秘，腹满拒按有时疼。
口干唇燥见烦渴，时或谵语志不清。
舌苔黄燥或焦黑，脉象数实又有力。
滋阴润燥泻通腑，增液承气汤加减。

（二）气营两燔证

气分热邪尚未解，营分邪势已盛临。
壮热口渴欲多饮，烦躁不宁心不安。
头痛面赤有呕吐，肢体全身发斑疹。
甚则渐至语神昏，舌绛苔黄脉浮数。
清气凉营解热毒，清瘟败毒饮加减。

（三）邪入营血证

营热之邪不得解，炽盛更深入血分。
身热不退夜更甚，心烦躁扰志不清。
甚或昏狂有谵语，斑疹紫黑见全身。
呕吐便血急剧变，舌质红绛脉弦数。
清营泄热凉血毒，清营汤中来加减。

（四）热盛动风证

热盛伤阴阴血亏，肝风内动是必然。
高热不解迟不退，神昏瘛疭精神靡。
抽搐不止心烦躁，头项强急角反张。
舌质红绛燥无津，脉象弦数或细弦。
清肝泄热镇熄风，羚角钩藤汤加减。

（五）肝肾阴虚证

身热久稽不离身，劫灼阴液病势深。
身热久稽缠不去，手足心热面颧红。
口干舌燥不欲饮，神昏耳聋听力差。
手足蠕动甚瘛疭，心中慌动时欲脱。
舌质淡红无苔象，脉象虚大或细强。
滋阴养液治疗法，加减复脉汤来用。

附　方

（1）白虎汤、银翘散加减。常用药：石膏、知母、甘草、栀子、连翘、金银花、大青叶、芦根等。若初起恶寒无汗、头痛、脉浮者，去知母、石膏，加淡豆豉、薄荷、葛根、贯众、淡竹叶等，清宣透毒。

（2）增液承气汤加减。常用药：玄参、麦冬、生地黄、知母、金银花、大黄、芒硝、甘草、全瓜蒌等。

（3）清瘟败毒饮加减。常用药：知母、生石膏、玄参、生地黄、麦冬、甘草、金银花、大青叶、蒲公英等。

（4）清营汤加减。常用药：生地黄、玄参、麦冬、牡丹皮、赤芍、水牛角、淡竹叶、黄连、连翘、鲜石菖蒲等。

（5）羚角钩藤汤加减。常用药：羚羊角、生地黄、钩藤、栀子、黄芩、茯神、川贝母、竹茹、龙胆草等。

（6）加减复脉汤。常用药：生地黄、麦冬、白芍、阿胶、甘草、鸡子黄、牡蛎、鳖甲等。

湿　温

湿温感受湿热邪，　外感热病类属称。
多发夏秋之交际，　久雨潮湿季节时。
初起多以发热症，　恶寒头痛身亦疼。
胸脘痞闷为主症，　发热较缓势缠绵。
身热不畅汗不解，　头重身困倦懒言。

病因病理

病因病理湿热邪，　外感暑热内伤食。
夏秋之交天气热，　雨水又多湿气生。
湿热之邪交正盛，　正气不足邪易侵。
内湿外邪合为病，　人体强弱证不同。
中气实者病在胃，　而为热重之于湿。
中气虚者病在脾，　而为湿重之于热。
无论湿热偏轻重，　蕴热日久热伤津。

辨证施治

辨证施治抓关键，　分清湿热之主次。
三焦部位有不同，　卫气营血可转变。
湿遏上焦肺卫证，　芳香化湿为主方。
湿困中焦脾胃病，　当以苦温燥湿先。
湿滞下焦气被阻，　淡渗利湿首为先。

（一）邪在肺卫证

湿遏卫气邪入侵，　湿郁肌表卫不宣。
头痛如裹身困重，　肢体无力多困沉。
身热不扬出汗少，　午后热势较为甚。
初起伴有恶寒象，　胸闷腹胀口不渴。
面色淡黄小便短，　舌苔白腻脉浮缓。

宣气化湿疏泄热，　　三仁汤中来加味。

（二）气分湿热证

湿热之邪熏蒸结，　　黏腻逗留在中焦。
身热持续久不退，　　发热汗出热不解。
朝轻暮重发白倍，　　面色晦垢精神靡。
神情淡漠呆思睡，　　胸闷腹胀纳少差。
泛恶欲吐口不渴，　　小便短少大便溏。
舌边头红苔黄腻，　　脉象濡缓或濡数。
清热化湿宜透邪，　　王氏连朴饮加减。

（三）邪入营血证

湿热邪毒内陷深，　　深入心营扰心神。
热伤血络阴液损，　　身热缠绵持不退。
烦躁不安志不清，　　神昏谵语发斑疹。
循衣摸床理作空，　　鼻齿衄血大便血。
舌质干绛又少苔，　　甚至红绛脉细数。
清心解毒护营阴，　　犀角地黄汤加减。

附　方

（1）三仁汤加减。常用药：杏仁、白蔻仁、薏仁、茯苓、通草、淡竹叶、藿香、厚朴、半夏等。本方中以杏仁宣利肺气、白蔻仁芳香化湿、薏仁淡渗湿热，这三味药是主药，配合半夏、厚朴以降逆宽中，通草、淡竹叶以利湿清热，使湿热得以分解。

（2）王氏连朴饮加减。常用药：黄连、厚朴、淡豆豉、栀子、半夏、菖蒲、芦根等。方中以黄连、厚朴清热燥湿为主，辅以淡豆豉、栀子泄热透邪，半夏、菖蒲化浊降逆，芦根清热生津。可加白豆蔻、藿香、通草、滑石以芳香渗利，使湿去而热能透泄，不致留恋为患。

（3）犀角地黄汤加减。常用药：水牛角、

生地黄、芍药、牡丹皮。方中水牛角与生地黄相配凉血解毒以清神志为主，辅以芍药、牡丹皮兼能凉血止血。本方为凉血解毒的代表方剂。可加金银花、紫草、大青叶、板蓝根等，以助凉血解毒之力。

暑　温

暑温感受暑热邪，　　外感热病时令称。
夏至之后多发生，　　急性热病易伤阴。
壮热烦渴大汗出，　　气分大热为主证。
发病急骤转变快，　　最易伤津耗气血。

病因病理

病因病理暑邪致，　　夏月暑气当令时。
气候炎热汗出多，　　津液亏耗腠理松。
正气不足以抗邪，　　暑邪乘虚侵袭入。
露宿贪凉腠理疏，　　夏季暑热雨湿多。
有所谓“天暑下逼，　　地湿上蒸”的论说。
暑与湿邪合为患，　　成为暑湿之证矣。

辨证施治

辨证施治本病证，　　分清暑温及暑湿。
暑温以气分大热，　　易出现伤津耗气。
治法清暑和养津，　　忌用苦寒与攻下。
暑湿为郁蒸之邪，　　病在气分为多见。
治法以清暑利湿，　　兼以芳香化浊清。
如邪不能向外达，　　郁热化火入心营。
急用清营凉血法，　　熄风开窍证自平。

（一）暑湿郁蒸证

外感暑湿遏肌表，　　困阻中焦脾胃侵。
发热面赤汗不畅，　　头痛身重兼恶寒。
胸闷脘痞纳食少，　　心烦口渴不多饮。
四肢困倦有酸楚，　　舌苔薄白脉濡数。
清暑化湿宣达邪，　　藿香正气香薷饮。

（二）暑热伤气证

暑热亢盛灼阳明，　　耗伤津液损真阴。
壮热头痛颜面赤，　　气粗烦躁渴引饮。
汗多或背微恶寒，　　舌红苔黄脉洪数。
清暑泄热养津液，　　白虎汤中来加味。

（三）邪入心营证

暑热内转入心营，　　逆陷心包扰神明。
壮热心烦情不安，　　甚则深度至昏迷。
时有谵语或抽搐，　　嗜睡昏糊见痉厥。
重者角弓又反张，　　口噤咬牙喉痰声。
舌质红绛苔焦色，　　脉数大来或细弦。
凉营透热开心窍，　　清营汤中来加减。

附　方

（1）藿香正气散合新加香薷饮加减。常用药：金银花、连翘、香薷、厚朴、扁豆花、藿香、青蒿、白豆蔻、茯苓、陈皮等。若暑为寒湿所遏、形寒无汗、头痛身热，加豆卷、鸡苏散，解表散邪。如阳明气分热重、太阴脾湿亦盛，表现壮热烦渴、汗多、脘痞、身重、脉大、舌苔黄腻者，用苍术白虎汤。

（2）白虎汤加减。常用药：石膏、知母、甘草、粳米、金银花、连翘、黄芩、石斛、淡竹叶等。如汗多、气阴耗伤者，加党参以益气生津。

（3）清营汤加减。常用药：水牛角、黄连、生地黄、玄参、麦冬、金银花、带心连翘、淡竹叶等，并化服安宫牛黄丸。

咳　嗽

咳嗽乃是肺脏疾，　　肺气上逆而有声。
五脏六腑都有咳，　　非独肺也世人知。
常见上呼吸感染，　　急慢性支气管炎。
支气管扩张痼疾，　　肺炎结核皆有之。

病因病理

咳嗽致病之病因，　　外感内伤两大类。
外感六淫外邪侵，　　内伤腑脏功失调。
外感咳嗽风寒热，　　肺系卫外功不强。
或以口鼻而入侵，　　或为皮毛而受之。
内伤咳嗽肺脉弱，　　脾虚生痰失健运。
饮食不能化精微，　　酿成痰浊贮于肺。
壅塞肺气引咳嗽，　　肝火犯肺致咳嗽。
由于肝脉布胸胁，　　肝气郁结化火生。
上逆于肺灼肺脏，　　气机被阻引咳嗽。

辨证施治

咳嗽须分内外因，　　风寒风热要辨清。
外感咳嗽多新病，　　常在受凉后发生。
内伤咳嗽病缓慢，　　往往有过咳嗽史。

（一）外感咳嗽

1. 风寒咳嗽

风寒外邪束肌表，　　咳嗽痰稀薄色白。
伴有鼻塞流清涕，　　喷嚏恶寒无汗多。
头痛骨痛身酸楚，　　舌苔薄白脉多浮。
治宜宣肺祛寒邪，　　疏风解表首为先。
有汗桂枝汤中选，　　无汗麻黄汤为先。

2. 风热咳嗽

风热咳嗽痰黄稠，口渴咽干鼻流黄。
热邪侵肺有表现，汗出恶风身酸痛。
舌苔薄黄或薄白，脉象常见多浮数。
治宜疏风清肺热，调和营卫肺气宣。
选方均按病情用，桑菊饮方来加减。

3. 秋燥咳嗽

秋燥咳嗽季节强，秋季出现燥象咳。
常见风寒和风热，可与燥邪合为病。
临床干咳少痰象，咽干鼻燥喉咙痒。
舌干少津为主症，咳痰中有带血丝。
舌苔薄白或薄黄，脉象浮数或浮紧。
疏风清热润肺燥，桑杏汤中来加减。

（二）内伤咳嗽

1. 痰湿咳嗽

脾湿生痰咳嗽多，上渍于肺壅肺气。
咳嗽反复发作见，咳声重浊痰又多。
痰白而稠易咯出，胃纳不振胸脘闷。
神疲乏力精神弱，舌苔白腻脉濡滑。
健运脾胃燥痰湿，二陈平胃汤加减。

2. 肝火犯肺

肝郁不达气化火，上逆犯肺则咳嗽。
上气咳逆阵作时，咳时胸胁有作痛。
痰滞咽喉咯出难。量少质黏涎凝结。
咽干口燥面赤红，舌苔薄黄脉弦数。
清肺泻肝降火法，清金化痰汤加减。

3. 肺虚咳嗽

肺阴亏耗阴不足，虚热内灼肺失降。
干咳少痰中夹血，神疲乏力体消瘦。
午后潮热面颧红，手足心热夜盗汗。
食欲不振咽干燥，舌质带红脉细数。
养阴润肺兼止咳，沙参麦冬汤加减。

肺气不足易受寒，　　不能温煦气失养。
咳声低弱又无力，　　气短不足以息之。
咯痰清稀呈白色，　　量多懒言又神疲。
面色㿠白食欲少，　　恶风自汗易感冒。
病多久延不易愈，　　舌苔淡白脉细弱。
补气温肺止咳嗽，　　温肺汤中来加减。

附　方

（1）桂枝汤加减。常用药：桂枝、芍药、甘草、生姜、大枣、前胡、百部、杏仁、桔梗。

（2）麻黄汤加减。常用药：麻黄、桂枝、杏仁、甘草、荆芥、苏叶、紫菀、桔梗、橘皮、金沸草等。

（3）桑菊饮加减。常用药：桑叶、菊花、薄荷、连翘、前胡、牛蒡子、杏仁、枇杷叶、桔梗、浙贝母等。

（4）桑杏汤加减。常用药：桑叶、桑白皮、前胡、牛蒡子、杏仁、川贝母、沙参、天花粉、紫菀、款冬花、梨皮等。

（5）二陈平胃汤加减。常用药：苍术、法半夏、厚朴、陈皮、茯苓、杏仁、党参、白术、炙冬花、薏仁、佛耳草等。

（6）清金化痰汤加减。常用药：黄芩、桑白皮、瓜蒌皮、川贝母、麦冬、栀子、竹茹、陈皮、甘草、知母、枇杷叶等。

（7）沙参麦冬汤加减。常用药：沙参、麦冬、玉竹、百合、天花粉、川贝母、杏仁、桑白皮、地骨皮、银柴胡等。

（8）温肺汤加减。常用药：党参、黄芪、白术、炙甘草、五味子、干姜、橘红、紫菀、款冬花、钟乳石等。

肺 痈

肺痈即是肺脓疡，　　发热咳嗽胸痛多。
咯吐腥臭脓血痰，　　临床以此为特征。

《金匮要略》详论述："咳而胸痛振寒、脉数、咽干不渴，时出浊唾腥臭，久久吐脓如米粥者，为肺痈，桔梗汤主之。"

病因病理

肺痈成因感外邪，　　邪毒蕴结肺积留。
肺受热毒熏灼致，　　肺失清肃功失常。
热壅血瘀蕴结里，　　成痈腐败而化脓。
体质虚弱有影响，　　饮食不节关系深。
过食辛辣和厚味，　　嗜酒不节热素盛。
致使湿热内蕴成，　　内外邪合而发病。

辨证施治

本病辨证看临床，　　发病多急常突然。
出现恶寒或寒战，　　高热午后热甚强。
咳嗽胸痛吐脓痰，　　脓血相兼有臭味。
审其病程分阶段，　　辨证施治虚实分。

（一）初期

风热袭表内犯肺，　　肺失宣肃阻气机。
初感发热恶寒象，　　咳嗽痰少稠而黏。
咳嗽胸痛咳尤甚，　　呼吸不利口鼻干。
舌苔薄黄有薄腻，　　脉象浮数而带滑。
疏散风热兼化痰，　　银翘散方来加减。

（二）成痈期

热毒蕴肺瘀成脓，　　身热转甚自汗出。
继则壮热身不寒，　　咳嗽气急胸闷痛。
咳吐脓痰腥臭味，　　口燥咽干心多烦。
舌质淡红苔黄腻，　　脉象滑数或洪数。
清热解毒化瘀结，　　（千金）苇茎汤加减。

（三）溃脓期

血败肉腐痈脓溃，　　咳吐脓血量亦多。
或如米粥腥臭味，　　胸中烦满而疼痛。
身热面赤烦渴饮，　　甚则喘息不能卧。
舌质红绛苔黄腻，　　脉象形影多滑数。
清热解毒排脓液，　　桔梗汤合苇茎汤。

（四）恢复期

阴伤气耗身体弱，　　正虚邪恋病多缠。
身热渐退咳嗽轻，　　咯吐脓血渐减少。
痰液逐渐转清稀，　　精神纳食见好转。
气短自汗胸隐痛，　　午后潮热伴心悸。
面色不华精神弱，　　形体消瘦气血差。
舌质淡红苔微薄，　　脉象细数或无力。
益气养阴清肺热，　　沙参清肺汤加减。

附　方

（1）银翘散加减。常用药：金银花、连翘、桔梗、甘草、浙贝母、牛蒡子、芦根、淡竹叶、薄荷、前胡、桑白皮等。

（2）千金苇茎汤加减。常用药：苇茎、桃仁、冬瓜子、薏仁、金银花、连翘、黄芩、鱼腥草、桔梗、浙贝母、蒲公英、紫菀、地丁等。

（3）桔梗汤合苇茎汤加减。常用药：薏仁、冬瓜子、桃仁、芦根、桔梗、败酱草、鱼腥草、黄芩、金银花、甘草、连翘、金荞麦等。

（4）沙参清肺汤加减。常用药：沙参、太子参、麦冬、玉竹、百合、黄芪、当归、浙贝母、冬瓜子等。

哮　喘

哮为喉中鸣息声，　　　　喘为呼吸气促难。
二者兼有称哮喘，　　　　难以平卧为特征。

《金匮要略》名“上气”，并有“咳而上气，喉中水鸡声”的记载。《内经》论喘有记载，有“喘鸣”、“喘喝”之称。《医学正传》说：“喘以气息言，哮以声响名。”这样区别，对辨证施治虽有一定意义，但临床上哮喘常不易区分。

病因病理

一、外邪侵袭

外邪侵袭是病因，　　　　风寒风热都可侵。
风寒犯肺腠理闭，　　　　肺气壅塞宣失常。
风热之邪入肺卫，　　　　热不得泻肺气郁。
肺气胀满清失司，　　　　成为哮喘的病因。

二、痰浊内盛

饮食不节生冷多，　　　　嗜食酸辣肥甘味。
脾失健运湿痰生，　　　　痰湿内生上扰肺。
日渐积累滞中焦，　　　　壅阻肺气哮喘成。

三、肺肾虚弱

肺肾虚弱哮喘因，　　　　素体不强病后差。
久咳伤肺致肺虚，　　　　肺虚不能肃降宣。
年老体弱伤肺肾，　　　　纳气无权喘息生。
正常呼吸主乎肺，　　　　肺气肃降是关键。
肾虚则气失摄纳，　　　　气喘而短呼吸难。

辨证施治

辨证施治哮喘病，　　证候特点发作性。
发时咳喘痰有声，　　呼吸困难平卧难。
至于病势有轻重，　　发作时间长短分。
发作频度有稀密，　　因人而异有不同。

一、寒证（冷哮）

寒饮伏邪侵肺卫，　　阻遏气道肺失宣。
喘憋气逆呼吸促，　　喉中哮鸣有痰声。
胸膈满闷咳不甚，　　咳痰稀薄泡沫形。
黏腻量少咯不爽，　　面色晦滞带青颜。
口不渴而喜热饮，　　形寒怕冷恶风寒。
恶寒发热头身痛，　　天冷年寒易发勤。
舌苔白滑口无味，　　脉象弦紧或浮紧。
温肺散寒兼平喘，　　小青龙汤来加减。

二、热证（热哮）

热邪壅肺阻气机，　　肺失清肃气上逆。
喘而气粗息急涌，　　喉中痰鸣有吼声。
呛咳阵作咯痰黏，　　黄浊如脓吐不利。
或有身热兼头痛，　　胸膈烦闷睡不安。
鼻翼煽动渴喜饮，　　发热面赤汗自出。
舌淡红来苔黄腻，　　脉象滑数或弦滑。
宣肺泄热宜定喘，　　麻杏石甘汤加减。

三、虚证（虚哮）

正虚邪实肺肾亏，　　痰浊壅肺气道阻。
多属久病老体弱，　　反复频繁时发作。
常有持续性哮喘，　　发时喉中痰鸣声。
声低气短不足息，　　咳而无力咯不爽。
心慌气急精神疲，　　口唇爪甲现紫绀。
舌质干红隐紫暗，　　脉象虚弱又无力。

补肺益肾化痰法，　　平喘固本汤加减。
肺虚为主卫气弱，　　外邪易侵易感多。
平素自汗怕风袭，　　气候突变是诱因。
鼻塞流涕似感冒，　　喘促气短咽喉干。
语言无力咳声低，　　舌质偏红脉软弱。
滋阴养肺兼定喘，　　桂枝黄芪汤加减。
肾虚为主气无根，　　精气亏乏喘促生。
呼长吸短喘日久，　　纳摄无权又失常。
腰酸腿软不耐累，　　脑转耳鸣气上呼。
形瘦神惫自汗出，　　肢冷面青现浮肿。
小便不利心不安，　　舌质淡薄脉沉细。
补肾纳气治疗法，　　金匮肾气丸加减。
脾虚为主胃气差，　　健运无权浊生痰。
平素食少又痰多，　　纳后脘痞闷胀感。
大便不实溏泄便，　　多食油腻易腹泻。
形寒怕冷神倦怠，　　饮食不当多诱发。
治宜健脾化痰法，　　六君子汤便适宜。

附　方

（1）小青龙汤加减。常用药：麻黄、桂枝、细辛、干姜（或生姜）、半夏、白前、款冬花、杏仁、橘红、紫菀、苏子、甘草等。如喉中痰鸣如水鸡声配射干。咳逆上气、汗多，加白芍、五味子。痰浊壅塞、胸满闷胀、痰多黏腻、咯出不爽、舌苔厚浊，配白芥子、厚朴、莱菔子。

（2）定喘汤加减。常用药：麻黄、黄芩、知母、炙桑白皮、海蛤粉、竹沥、半夏、射干、杏仁、甘草等。如痰鸣息涌不得卧，配葶苈子、广地龙。痰吐稠黄如脓，加鱼腥草、金荞麦；痰热伤津、口干、舌质红，加南沙参、天花粉。

（3）平喘固本汤加减。常用药：党参、五味子、胡桃肉、山茱萸、紫河车、紫石英、沉香、苏子、紫菀、款冬花、诃子、半夏等。气虚、言语无力、自汗、畏风，配黄芪、炙甘草；阴虚、呛咳、气促、痰黏量多、口咽干、舌质红、脉细数，酌加沙参、麦冬、玉竹、川贝母、冬虫夏草。如喘息气逆、咳黏沫痰、面颧红、烦热，配熟地黄、当归。阳虚、咯痰清稀、气不得续、面色苍白、形寒肢冷、舌苔淡白、脉沉细，酌加附子、补骨脂、肉桂、钟乳石。阴阳两虚者，参考上述治法，结合治疗。

(4) 桂枝黄芪汤加减。常用药：黄芪、桂枝、白芍、生姜、大枣、白术、防风等。本方适用于肺气虚弱、外邪易侵、平素自汗怕风易感冒。

(5) 金匮肾气丸加减。常用药：熟地黄、山茱萸、牡丹皮、山药、泽泻、茯苓、附子、桂枝等。本方适用于肾虚、精气亏乏、摄纳失常、平素短气息促、心慌动则为甚、吸气不利、痰吐起沫、腰疼腿软、脑转耳鸣、不耐劳累。

(6) 六君子汤加减。常用药：党参、白术、茯苓、甘草、半夏、陈皮、扁豆、春砂等。本方适用于脾虚健运无权、痰浊内生、平素食少、痰多、纳后脘痞、倦怠、大便不实或食油腻易于腹泻及因饮食不当而诱发腹泻。

饮　证

饮证概述四饮名，　　体内过量水液称。
停聚某部不同位，　　不得输化成疾病。
早在《内经》有“积饮”，《金匮要略》称“痰饮”。
饮停胁下称“悬饮”，　饮溢四肢属“溢饮”。
饮犯胸肺称“支饮”、“微饮”、“留饮”、“伏饮”名。
四饮范围皆一属，　　参照本证进行辨。

《金匮要略·痰饮咳嗽病证并治》原文：其人素盛今瘦，水走肠间，沥沥有声，谓之痰饮。饮后水流在胁下，咳唾引痛，谓之悬饮。饮水流行，归于四肢，当汗出而不汗，身体痛重，谓之溢饮。咳逆倚息，短气不得卧，其形如肿，谓之支饮。

病因病理

病因病理有内外，　　缓急轻重各不同。
外因寒湿久侵袭，　　饮食内伤阳气衰。
阳气被郁输化阻，　　津液运化无力从。

一、外感寒湿

气候冷湿致病因，　　冒雨涉水外湿侵。
卫外之阳先伤及，　　由表及里内脏伤。
因脏阳气为湿困，　　不得舒展积成病。

《素问·至真要大论》所谓“湿淫所胜，民病饮积心痛”即指此类情况。

二、饮食所伤

暴饮冷水食生冷，　　因热伤冷中阳阻。

中阳暴阻脾失运，　　遂停蓄积而为饮。

如《金匮要略》说：“饮水多，心暴喘满。”“食少饮多，水停心下。”指出饮食不节，尤其是饮水多而停留成饮。

三、阳气虚弱

人体虚弱阳气衰，　　水液输布蒸化难。
久病年高气弱人，　　脾肾之阳气不足。
难以输化水液精，　　停积遂寒而为饮。

辨证施治

一、饮邪恋肺

症见咳喘胸满情，　　甚则不能平卧寝。
初起寒热身疼痛，　　咳痰量增白沫多。
每因受寒而发作，　　久则引起面浮肿。
寒饮内盛见表证，　　舌苔白滑脉弦紧。
宣肺化饮平喘咳，　　温肺化饮汤加减。

二、饮停胸胁

肺气郁滞不布津，　　留而成饮莫粗心。
饮停胸胁有胀痛，　　咳唾之时疼痛增。
转侧呼吸牵引痛，　　咳嗽气喘急促声。
不能平卧偏一侧，　　舌苔薄白脉细弦。
攻水逐饮治疗法，　　控涎丹合十枣汤。

三、饮留肠胃

形体消瘦饮食少，　　胃中漉漉有水声。
头昏目眩身畏寒，　　肠鸣辘辘大便溏。
心慌气短睡不好，　　精神疲惫体力差。
饮入易吐胃寒象，　　舌苔薄白脉弦滑。
温阳利水和胃气，　　参苓术甘汤加味。

四、饮蓄膀胱

饮水流行归四肢，　　当汗出者而不汗。
身体痛重谓“溢饮”，　　少腹胀满症状见。
小便不利腹中疼，　　饮停膀胱气不利。
头昏目眩身体弱，　　舌苔淡薄脉弦滑。
行气利水治疗法，　　五苓散用为主方。

附　方

(1) 温肺化饮汤加减。常用药：麻黄、桂枝、细辛、五味子、半夏、白芍、甘草、干姜等。本方主温肺化饮、表散风寒，故宜于外寒引动内饮之证。

(2) 十枣汤加减。可取甘遂、大戟、芫花各等份，共研细末，剂量根据体质强弱、积液多少而定。每服 1～3 克，装胶囊服，早晨空腹时用大枣十枚煎汤送下，1～3 日服 1 次，可连服 5～6 次。

(3) 控涎丹。甘遂、大戟、白芥子各等份，共研细末，约从 2 克递加到 5 克，每日早晨空服频服。连服 3～5 日。配用汤方可用葶苈子、白芥子、桑白皮、苏子、瓜蒌皮、椒目、杏仁、枳壳、茯苓、猪苓、泽泻、冬瓜皮、车前子等。

(4) 参苓术甘汤加减。常用药：茯苓、桂枝、白术、甘草等。温脾阳、利水饮，方取茯苓淡渗利湿，桂枝、甘草通阳化气，白术健脾去湿。呕吐眩悸者，加半夏、生姜以和胃降逆。阳虚较甚者，可加干姜、肉桂，辛温助阳，效力较大。

(5) 五苓散。常用药：桂枝、猪苓、白术、泽泻、茯苓等。方中桂枝、白术温阳化气，茯苓、猪苓、泽泻导水下行，共奏化气行水之功。

心　悸

心悸是心中跳动、心慌不安的表现。亦有称之为“惊悸”，亦有称之为“怔忡”。祖国医学对本病有详细的记载。如《红炉点雪》说：“心悸者，心卒动不宁也。惊者，心跳而怕惊也。怔忡者，心中跳动不安，惕惕然如人将捕也。”《医学正传》说：“惊悸者，忽然若有惊，惕惕然心动不宁，其动也有时。怔忡者，心中惕惕然，动摇不静，其作也无时。”《张氏医通》说：“惊即怔忡之谓。”《医学入门》说：“怔忡因悸日久而成。”

病因病理

心神不宁突发惊，　　惊则心悸无所依。
恐则精却惊则乱，　　精气虚怯心不安。
心血不足致心悸，　　心失所养定主因。
久病体弱失血多，　　体质虚弱身不强。
劳倦伤脾心失养，　　阴血耗伤思虑多。
阴虚火旺肾阴亏，　　心火妄动致心悸。
复感外邪风湿侵，　　营血运行脉痹阻。
风寒湿邪搏血脉，　　可由血脉侵于心。
耗伤心气或心阴，　　邪气被阻发心悸。
情志刺激志受伤，　　长期忧思惊恐慌。
精神情绪过紧张，　　心气虚怯阴血耗。
不能养心心气郁，　　痰火扰心神失宁。

辨证施治

心悸病因如上述，　　辨证先要掌握它。
心虚也有阴阳辨，　　夹痰夹瘀夹杂情。

分别主次和轻重，　　临床辨证和治疗。

（一）心神不宁

心神不宁突发惊，　　心悸喜惊易恐多。
坐卧不安心不定，　　少寐多梦心发慌。
有时神乱不自主，　　舌脉如常见虚数。
镇静安神为主体，　　安神定志丸加减。

（二）心血不足

心脾两虚气血亏，　　心神失养导心悸。
面色不华头晕眩，　　气短自汗兼神倦。
指甲苍白肢发冷，　　健忘失眠智力差。
四肢无力又痿软，　　舌质淡红脉细弱。
益气补血养心神，　　归脾汤中加减用。

（三）阴虚火旺

心肾阴虚火偏甚，　　虚火妄动扰心神。
心悸不宁心烦热，　　思考劳心悸更甚。
头晕目眩烦少寐，　　腰酸体软又耳鸣。
口干面赤升火象，　　舌红少苔脉细数。
滋阴降火安心神，　　天王补心丹加减。
朱砂安神丸加减。

（四）风湿入侵

心悸气短胸闷痛，　　两颧紫红面带青。
唇与指甲现青紫，　　咳喘咯血呼吸粗。
舌质淡青有瘀斑，　　脉象细涩或结代。
活血化瘀通脉络，　　桃仁红花煎加减。

（五）心阳虚弱

阳气内虚引心神，　　心神不安发心悸。
动则更甚心慌急，　　气短胸闷肢冷寒。
头晕目眩面色白，　　舌淡苔白脉沉细。

温阳益气宁心神，　　参附汤中来加味。

附方

（1）安神定志丸加减。常用药：茯苓、茯神、远志、人参、龙齿、石菖蒲等。方中以人参、龙齿补气镇惊为主，茯神、远志、石菖蒲等安神化痰为辅。可加牡蛎、柏子仁、酸枣仁等以镇惊安神。

（2）归脾汤加减。常用药：党参、黄芪、白术、茯神、酸枣仁、木香、当归、远志、桂圆肉等。方中黄芪、党参、白术、炙甘草益气健脾，以资生血之源；当归、龙眼肉以养血；酸枣仁、远志以安神；木香行气，使补而不滞。

（3）天王补心丹加减。常用药：人参、玄参、丹参、茯苓、五味子、远志、桔梗、当归身、天冬、麦冬、柏子仁、酸枣仁、生地黄等。本方适用于虚烦心悸证。

（4）朱砂安神丸加减。常用药：黄连、朱砂、生地黄、当归、甘草、黄芩、白芍、珍珠母等。

（5）桃仁红花煎加减。常用药：丹参、延胡索、赤芍、桃仁、红花、香附、青皮、当归、川芎、生地黄等。方中以丹参、桃仁、红花、当归等活血化瘀为主，延胡索、香附、川芎为辅。加桂枝、甘草以通心阳，龙骨、牡蛎以镇心神。方中有生地黄，在通阳时不宜用之。如咳喘咯血者，去川芎、香附，加苏子、沉香、三七等以顺气止血。

（6）参附汤加减。常用药：附子、桂枝、党参、白术、五味子、炙甘草、龙骨、牡蛎等（本方即合用桂枝甘草龙骨牡蛎汤加味）。

胸胁痛

胸胁痛是自觉症，　　是指胸部而言之。
包括上焦心肺脏，　　主要部位之所居。
胁痛之痛有不同，　　一侧两侧均有之。
主要肝胆关系密，　　多种疾病一个症。
祖国医学理分析，　　胸痛胁痛位不同。
临床病理及治疗，　　互有相通之处矣。

《灵枢·厥病篇》所述“真心痛”，为胸痛的重证。真心痛发作严重时，虽多出现阳气衰微，但在发生发展过程中表现不一。

《金匮要略》的“胸痹”，轻者即今之胸满，重者即今之胸痛，偏重于胸阳不足、阴寒阻滞的胸痛。

病因病理

胸在上内藏心肺，　　胁居两侧系肝胆。
胸胁痛与心肺脏，　　肝胆有密切关联。
心主血脉肺肃降，　　肝性条达胆疏泄。
任何原因来影响，　　肝肺升降逆失常。
疏泄不利脉络阻，　　瘀血停滞胸阳衰。
经脉失养气阻痹，　　均可导致胸胁痛。

（一）气滞

气滞多与情志伤，　　肝气郁结肺失常。
精神因素有影响，　　气机转输又失调。
饮食过饱亦影响，　　积湿生热气滞多。

（二）血瘀

血瘀本是气滞根，　　气为血帅能运行。

气滞日久血不畅，　　络脉受阻产血瘀。
气滞血瘀可同存，　　或先或后而出现。
初病在气为气滞，　　久病在血为血瘀。

（三）风热壅肺

风热壅肺本病因，　　外感风热之邪侵。
闭塞气机热积盛，　　灼伤肺络胸胁痛。
热伤血络则咳血，　　热毒蕴结易成痈。
咳吐腥臭带脓痰，　　引起胸胁痛更深。
是由风邪伤于肺，　　气机不降而失调。
肝气横逆而始生，　　肝胆脉络都失和。
肺不输布水饮停，　　表现胁痛为指征。

（四）肝胆湿热

肝胆湿热致胁痛，　　循经部位有不同。
肝脉布于胁下部，　　胆脉循胁肋之侧。
中焦湿热之邪侵，　　蕴结于肝胆之脏。
肝胆失于常条达，　　疏泄不利引胁痛。

（五）胸阳阻痹

胸阳阻痹阳气虚，　　发生胸痛不一般。
嗜酒过度成惯瘾，　　过食肥甘生冷侵。
伤及脾胃运化质，　　聚湿生痰滞中焦。
阳气不运机阻痹，　　阻滞胸阳发胸痛。

如《医门法律》记载：“胸痹总因阳虚，故阴得乘之。”说明阳虚是本，寒邪乘阳气不足侵居胸部，痹阻脉络，而成胸痛。

（六）阴虚内热

阴虚内热体病虚，　　阴血不足脉失养。
肝脉布于胁肋下，　　肝病日久不痊愈。
郁火伤阴脉失濡，　　内热扰动致胁痛。

辨证施治

胸胁疼痛位不同，临床当以虚实分。
实证所犯胸胁痛，多见气滞和血瘀。
多以胀痛为气滞，但无固定游走形。
刺痛钝痛是血瘀，痛点固定不能移。

（一）气滞

胸胁胀痛气滞因，常以胁痛为主征。
攻窜不定时间发，情志刺激病更深。
胸闷食少多嗳气，甚则胸背两侧倾。
舌苔薄白口干苦，脉象弦紧或弦细。
疏肝理气治疗法，柴胡疏肝散加减。

（二）血瘀

胸胁刺痛是血瘀，痛点固定多不移。
入夜疼痛尤为甚，肋下或见癥块形。
时有便秘燥难解，舌质紫暗脉沉涩。
活血化瘀加调理，血府逐瘀汤加减。

（三）风热壅肺

胸痛咳嗽热壅肺，喘满胸急咳血痰。
咳吐脓痰腥臭味，恶寒发热心又烦。
口干咽燥兼烦渴，舌苔黄厚脉滑数。
宣肺清热止咳嗽，麻杏石甘汤加味。

（四）肝胆湿热

气郁化火肝胆热，热蕴肝胆疏失常。
胸痛如灼又如刺，口苦胸闷又纳呆。
性躁易怒多心烦，恶心呕吐酸苦水。
面似黄疸小便赤，舌苔黄腻脉弦数。
清热利湿泄肝胆，龙胆泻肝汤加减。

（五）阴虚内热

阴血不足肝失养，　　头晕目眩又神疲。
两胁隐隐痛不已，　　稍劳即发更尤甚。
心中烦热口干燥，　　舌红少苔脉细弦。
滋阴养血柔肝络，　　一贯煎方来加减。

附　方

（1）柴胡疏肝散加减。常用药：柴胡（醋炒）、枳壳、白芍、香附、青皮、陈皮、郁金、延胡索、川楝子等。

（2）血府逐瘀汤加减。常用药：当归、赤芍、桃仁、红花、川芎、柴胡、枳壳、丹参、生地黄、甘草等。

（3）麻杏石甘汤加减。方中麻黄、杏仁宣泄肺气，配石膏以清热。银翘散辛凉透表、解毒，即金银花、连翘、薄荷、桔梗、甘草、淡豆豉、荆芥、淡竹叶、牛蒡子等。如热伤血络咳血痰者，去麻黄、荆芥、淡豆豉，加栀子、黄芩、玄参、白茅根、藕节等以清热凉血。

（4）龙胆泻肝汤加减。方中以龙胆草泻肝胆湿热，柴胡疏达肝气，黄芩、栀子清热泻火，木通、泽泻、车前子清利湿热。并可酌加川楝子、延胡索、木香、半夏以疏肝和胃、理气止痛。

（5）一贯煎加减。方中沙参、麦冬、当归、生地黄、枸杞子滋养肝肾，川楝子疏肝理气止痛。痛势较重者，可加沉香、延胡索、郁金以治标急。

胃脘痛（附吐酸、嘈杂）

上腹疼痛是胃脘，　　但与心痛不一般。
心痛手足冷至节，　　死亡均在旦夕间。

《灵枢·邪气脏腑病形篇》云：“胃痛者，腹䐜胀、胃脘当心而痛。”古代所说的“心痛”实际上多指胃痛而言。如《医学正传》谓：“古方九种心痛，详其所由，皆在胃脘，而实不在于心。”《灵枢·厥病篇》说：“真心痛，手足青至节，心痛甚，旦发夕死，夕发旦亡。”说明古人早就认识到真心痛是一种危急之症，与胃脘痛的“心痛”绝不相同。

病因病理

胃脘痛发有原因，　　病邪犯胃是必然。
肝气郁结有影响，　　情志刺激易发生。
饮食不调脾胃伤，　　素体阳虚亦有关。

（一）病邪犯胃

外感寒邪犯于胃，　　过食生冷寒积中。
胃中受寒而作痛，　　尤是脾胃虚寒生。
饮食不节肥甘味，　　偏嗜辛辣热郁伤。
食滞不化生湿热，　　发生热痛和食痛。

（二）肝气郁结

忧思恼怒多伤肝，　　肝气失于疏泄功。
气机阻滞肝失宣，　　横逆犯胃脘疼痛。
肝气郁结以化火，　　火邪热灼又伤阴。
阴液受伤损胃气，　　病程缠绵痛不堪。

（三）脾胃虚寒

脾阳素虚寒内生，　　复加受感外寒邪。
劳倦过度正气伤，　　饥饱失常胃失和。
脾胃损伤失健运，　　中气虚寒发疼痛。

辨证施治

胃宜通而不宜滞，　　胃失和降阻气机。
“不通则痛”的原理，　治疗一般胃痛病。
宜以和胃理气法，　　“通则不痛”气机通。
临床辨证胃脘痛，　　主要辨别是病邪。
寒热食滞等引起，　　还有脏腑功失调。
肝气郁结脾胃虚，　　气滞血瘀多方面。
“理气止痛”治疗法，　还须审证来求因。

（一）病邪阻滞

1. 寒邪

寒邪袭胃脾胃疼，　　中阳不运气受伤。
胃脘疼痛暴发作，　　胃寒喜暖口泛酸。
局部热敷痛可减，　　饮食喜热冷不沾。
四肢不温恶寒象，　　疲倦无力大便溏。
舌质淡红苔薄白，　　脉象细弱或紧弦。
散寒止痛温脾阳，　　良附丸和厚朴汤。

2. 食滞

食滞胃脘胀气生，　　停积于中发疼痛。
嗳腐吞酸频频作，　　呕吐食物和残渣。
吐后则痛有减弱，　　大便不爽有时溏。
胃脘胀闷情绪紧，　　舌质淡胖苔厚腻。
消食导滞健脾法，　　保和丸方来加减。

（二）肝气犯胃

胃脘胀满攻作痛，　　连及两侧病势深。
时时嗳气泛酸水，　　大便不畅矢气多。

情志抑郁则加重，舌苔薄白脉弦数。
疏肝理气和胃法，柴胡疏肝散加减。

（三）脾胃虚寒

脾胃虚寒中不运，胃痛隐隐痛绵绵。
得食则痛有缓解，多食则脘腹痞胀。
泛吐清水有寒象，喜温喜按肢不温。
舌质淡红苔薄白，脉象软弱或沉细。
温中散寒健脾胃，黄芪建中汤加减。

（四）瘀血凝滞

气滞血瘀胃络伤，胃脘疼痛持续长。
痛如针刺或刀割，痛有定处畏拒按。
吐血紫黑拉黑便，舌质紫暗脉细涩。
化瘀通络调胃气，膈下逐瘀汤加减。

附一：吐酸

泛吐酸水胃不和，有寒有热须辨清。
热证吐酸心烦满，咽干口苦脉弦数。
治宜泻肝清火热，左金丸方来加减。
寒证吐酸胸脘闷，嗳气吞酸精神疲。
纳少湿浊阻中焦，舌苔白腻脉弦细。
治宜温中理气法，香砂六君子汤选。

附二：嘈杂

胃脘不适嘈杂饥，似饥非饥痛非痛。
甚至懊侬不名状，论其病因有异同。
胃热胃虚当宜辨，血虚等证有不同。
胃热嘈杂诸症见，口渴喜冷饮清凉。
心烦口臭胃抗急，舌苔黄腻脉弦数。
治宜和中清胃热，可用温胆汤加减。
胃虚嘈杂口无味，食后胃脘作饱胀。
口淡泛水精神疲，舌淡少苔脉虚弱。

健脾和胃治疗法，　　　健脾益气汤加减。
血虚嘈杂面无华，　　　头晕目眩精神差。
心慌心悸睡不宁，　　　口淡苔薄脉沉细。
滋补气血益心脾，　　　归脾汤中来加味。

附　方

（1）良附丸。常用药：高良姜、香附子。每次 10 ～ 20 克。每日 2 ～ 3 次。

（2）半夏厚朴汤加减。常用药：半夏、紫苏、厚朴、茯苓、生姜等。兼挟食滞者可加枳实、神曲、鸡内金等，消食导滞。

（3）保和丸。常用药：神曲、山楂、茯苓、半夏、陈皮、莱菔子。可加砂仁、枳实、槟榔等。

（4）柴胡疏肝散加减。常用药：柴胡、制香附、川芎、白芍、枳壳、木香、延胡索。如嗳气较多者，可加沉香、旋覆花以顺气降逆。

（5）黄芪建中汤加减。常用药：黄芪、桂枝、白芍、甘草、生姜、大枣、饴糖、陈皮、半夏、厚朴、茯苓等。

（6）膈下逐瘀汤加减。常用药：当归、五灵脂、川芎、桃仁、香附、延胡索、赤芍、甘草、乌药等。如出血不止，去桃仁、红花，加炒蒲黄、三七、灶心土等止血药。

（7）左金丸。以黄连、吴茱萸为主，加白螺蛳壳、瓦楞子以抑酸和胃。

（8）香砂六君子汤加减。常用药：人参、白术、茯苓、甘草、半夏、陈皮、木香、砂仁。食滞者，加神曲、麦芽、谷芽以消食。挟湿浊者，可加藿香、佩兰等以芳香化浊。

（9）温胆汤加减。常用药：半夏、陈皮、茯苓、甘草、枳实、竹茹、大枣等。酌加黄连、栀子。

(10) 健脾益气汤加减。常用药：人参、白术、茯苓、甘草。可加山药、扁豆、木香。

(11) 归脾汤加减。常用药：党参、黄芪、茯苓、酸枣仁、木香、炙甘草、当归、桂圆肉、远志、生姜、大枣。

腹 痛

腹痛涉及范围广，　　胃脘以下耻骨连。
内有肝胆及脾胃，　　肾与大肠及膀胱。
小肠胞宫等脏器，　　经脉循行亦有关。

病因病理

（一）感受外邪

寒热暑湿邪内侵，　　腹中脾胃运失常。
邪滞于中气机阻，　　“不通则痛”是平凡。
热邪而致腹痛者，　　常与暑湿合为病。
亦有寒郁而化热，　　热炽于中致腹痛。

《素问·举痛论》云：“寒气客于肠胃之间，膜原之下，血不得散，小络急引，故痛。”

（二）饮食不节

暴饮暴食是病因，　　饮食不洁不节原。
过食膏粱及厚味，　　辛辣之物刺激深。
寒湿失调生冷甚，　　蓄结肠胃伤脾阳。
影响脾胃健运力，　　精微资生欠不利。
食物停滞而不化，　　腑气不通致腹痛。

如《内经》指出：“饮食自倍，肠胃乃伤。”可见，饮食不节是导致腹痛的重要病因。

（三）虫积

虫积而致腹痛者，　　均以蛔虫为主征。
或窜胆道扰肠中，　　气血逆乱致腹痛。

（四）情志因素

恼怒忧思过度伤，　　肝失条达气抑郁。

肝郁气滞病乘脾，　　肝脾不和运化失。
气滞血瘀脉受阻，　　气血凝滞而腹痛。

辨证施治

腹痛临床辨证详，　　区别脏腑经络属。
根据病因疼痛位，　　疼痛性质有不同。
鉴别脏腑和经络，　　痛分寒热和虚实。
热证实证痛拒按，　　寒证虚证身喜按。
虫积脘腹攻痛见，　　时发时止无定时。
食滞脘腹痞硬胀，　　腹满拒按是体征。
气滞腹部有胀痛，　　痛无定处是病情。
血瘀腹部刺痛感，　　固定不移是特征。

（一）气滞

气滞为主致腹痛，　　肝郁气滞首为先。
脘腹胀痛或胁下，　　攻窜不定引少腹。
胸闷嗳气频频作，　　情志改变剧痛加。
恼怒忧思易发作，　　舌苔薄白脉弦细。
疏肝理气治为主，　　柴胡疏肝散加减。

（二）血瘀

血瘀为主致腹痛，　　血络瘀阻气不通。
症见腹痛如刺状，　　痛处固定多不移。
明显触痛又拒按，　　经久不愈腹痛频。
腹部胀满经常见，　　舌苔紫暗脉细涩。
活血化瘀为主法，　　少腹逐瘀汤加减。

（三）热证

1. 湿热

发热腹痛痛难忍，　　腹胀而坚又拒按。
胸闷纳呆食少进，　　口渴心烦不欲饮。
里急后重或腹泻，　　舌苔黄腻脉弦数。
清利湿热通腑滞，　　大承气汤来加减。

2. 热结

热结腹痛剧烈情，　　腹壁拘急势必深。
大便秘结少矢气，　　腹部可触块状物。
拒按壮热有自汗，　　舌苔黄腻脉洪数。
治以清热攻下法，　　大黄牡丹汤加减。

（四）寒证

1. 寒湿

寒湿外伤致腹痛，　　恶寒时作有发热。
腹痛急暴寒入内，　　小便清利口不渴。
胸闷纳呆湿浊阻，　　脾不健运大便溏。
身重倦怠肢无力，　　舌苔白腻脉沉细。
散寒燥湿芳化浊，　　藿香正气散加减。

2. 虚寒

虚寒腹痛绵绵作，　　时作时止痛不休。
喜热恶寒痛喜按，　　饥饿疲劳痛势深。
神疲气短怯寒症，　　大便稀溏食欲差。
常见慢性结肠病，　　舌苔淡白脉沉细。
温中益气散寒邪，　　小建中汤增加减。

（五）食滞

腹部胀满食滞生，　　疼痛拒按宿食坚。
恶食嗳腐吞酸症，　　恶心呕吐聚食因。
便秘腹泻时有见，　　舌苔白腻脉滑实。
和胃消食为主治，　　保和丸方加减施。

（六）虫积

虫积腹痛时作止，　　胃中嘈杂欲似饥。
面黄肌瘦有虫斑，　　鼻孔作痒时时抓。
睡中龂齿流口水，　　唇内小点如粟状。
亦有突然发腹痛，　　按之有块剧痛深。
治以驱虫消积法，　　使君子散为主方。

附 方

（1）柴胡疏肝散加减。常用药：柴胡、枳壳、白芍、甘草、青皮、香附等。若胁肋疼痛甚者，加金铃子散。如窜痛明显、攻冲不定，加木香、乌药、沉香、郁金等。

（2）少腹逐瘀汤加减。常用药：小茴香、延胡索、没药、当归、川芎、赤芍、五灵脂、蒲黄、香附等。如兼寒凝，可加肉桂、干姜。如瘀积有形，触及癥块时，酌加桃仁、红花、三棱、莪术、枳壳等。

（3）大承气汤加减。常用药：大黄、厚朴、枳实、芒硝、槟榔、木香等。大黄后下或冲泡，芒硝应冲服。

（4）大黄牡丹汤加减。常用药：大黄、芒硝、牡丹皮、桃仁、冬瓜子。方中大黄、芒硝重在通腑泄热，牡丹皮凉血解毒，桃仁、冬瓜子去瘀散结。可加厚朴、枳实等以消瘀结。

（5）藿香正气散加减。常用药：藿香、紫苏、白芷、白术、厚朴、大腹皮、茯苓、陈皮、甘草。

（6）小建中汤加减。常用药：桂枝、白芍、甘草、饴糖、大枣。方用桂枝配饴糖温中补虚，芍药配甘草和里缓急。若气不足者，加黄芪以补气；血不足者，加当归以养血。

（7）保和丸加减。常用药：神曲、山楂、茯苓、半夏、陈皮、银翘、莱菔子、鸡内金、厚朴。如呕而作泻者，可加藿香、佩兰以芳香化浊。

（8）使君子散。常用药：使君子（去壳）、姜制南星、槟榔。苦楝根皮有良好的驱虫作用，民间常用之。若上逆而厥，蛔虫窜入胆道，宜用乌梅丸，方中乌梅味酸，黄连、黄柏味苦，蛔虫得酸则伏，得苦则下。

痢　疾

痢疾特征以腹痛，　　里急后重便脓血。
古称“肠澼”和“滞下”，《诸病源候论》述详。
有“赤白痢”、“脓血痢”、“热痢”、“血痢”等名称。
金元时代已知道，　　本病能相互传染。
有普遍流行之势，　　因有“时疫痢”之称。

如《丹溪心法》所说：“时疫作痢，一方一家之内，上下传染相似。”

病因病理

病因病理湿热毒，　　疫毒侵及肠道成。
饮食不节和不洁，　　损伤脾胃运失常。
湿热内蕴于肠道，　　寒湿之邪滞肠中。
肠道气血凝滞阻，　　气滞不通则腹痛。
里急后重失传导，　　下痢赤白便脓血。

辨证施治

本病辨证分虚实，　　湿证热证有不同。
治宜清热和化湿，　　解毒消导不能离。
调气行血痢自止，　　忌用收敛止泻药。

（一）湿热痢

湿热痢疾腹疼痛，　　下痢赤白兼夹杂。
里急后重肛灼热，　　小便短赤色见黄。
舌红苔黄脉洪数，　　清热化湿解毒法。
辅以调气和行血，　　初起可用芍药汤。
如有热重下痢症，　　赤多白少赤痢纯。
发热口渴喜引饮，　　舌红苔黄脉滑数。

清热解毒调气血，　　芍药汤中来加减。

（二）疫毒痢

发病急骤病势凶，　　高热神昏及头疼。
烦躁口渴腹痛剧，　　痢下脓血色紫暗。
病重甚至有昏迷，　　四肢厥冷呼吸促。
舌质红绛苔黄燥，　　脉象滑数热积盛。
清热凉血解毒法，　　白头翁汤来加味。

（三）寒湿痢

痢下赤白黏冻稠，　　白多赤少有腹疼。
里急后重严寒象，　　倦怠乏力食不香。
舌质淡红苔薄白，　　脉象濡缓代迟缓。
温中燥湿佐解毒，　　温脾汤中来加减。

（四）休息痢

时发时止休息痢，　　日久不愈时间长。
发作之时便脓血，　　平日大便又如常。
有时夹有赤白冻，　　腹部隐疼时不停。
临厕腹痛里急重，　　倦怠无力食欲差。
正虚邪实色不润，　　舌淡苔腻脉细弱。
健脾益气化湿热，　　芍药汤和白头翁。
休止时以健脾气，　　健脾和胃汤加减。

（五）虚寒痢

下痢稀薄是虚寒，　　便带白冻次数多。
甚则滑脱有不禁，　　少腹隐痛喜慰按。
精神疲惫食欲少，　　腰酸怕冷肢不温。
面色无华气血差，　　舌质淡红脉细弱。
温补脾肾兼固脱，　　养脏汤中来加减。

附　方

（1）芍药汤加减。常用药：黄连、黄芩、

当归、芍药、甘草、木香、槟榔、大黄等。方中以黄连、黄芩清热化湿解毒，当归、芍药、甘草行血和营，木香、槟榔行气导滞，所谓“行血则便脓自愈，调气则后重自除”，大黄泻实热。兼有恶寒发热、头痛等表证者，加葛根、连翘、荆芥等。挟食滞者加神曲、山楂。

（2）白头翁汤加味。常用药：白头翁、黄连、黄柏、秦皮、金银花、黄芩、赤芍、牡丹皮等。方中以白头翁凉血解毒为主，配合黄连、黄柏、秦皮苦寒化湿清热为辅；金银花、黄芩、赤芍、牡丹皮等清热凉血，以加强解毒止痢之功。

（3）温脾汤加减。常用药：干姜、附子、甘草、大黄等。方中干姜、附子温中祛寒，甘草、大黄和中解毒。加木香以行气，加枳实、神曲、焦山楂以消积而止痢。

（4）健脾和胃汤加减。常用药：人参、白茯苓、白术、甘草、半夏、陈皮、木香、砂仁等。本证也可酌情应用鸦胆子仁治疗，成人每天服3次，每次15粒，胶囊分装，饭后服用，连服7～10天，可单独服用或配合上述方药使用。

（5）养脏汤加减。常用药：诃子、罂粟壳、肉豆蔻、当归、白术、白芍、人参、木香、肉桂、甘草等。方中诃子、罂粟壳固涩，人参、白术补气，肉桂、肉豆蔻温脾肾，配木香行气，当归、芍药调血。对久痢属于虚寒者适用。如挟食滞者不宜早用。

噎膈（附反胃）

噎膈梗塞吞咽难，　　饮食不下纳反常。
噎指吞咽梗不顺，　　膈是胸膈阻塞难。

《素问·阴阳别论》首先指出“三阳结，谓之膈”。《素问·通评虚实论》说“膈塞闭绝，上下不通，则暴扰之病也”。后继《济生方》提出“饮食乖度”。《景岳全书》则谓“酒色过度”、“少年少见此证”等等。这些看法对本病的病因病理和诊治，迄今仍有一定参考价值。

病因病理

对于本病的原因，《景岳全书》曾指出：“噎膈一证，必以忧愁思虑、积劳积郁，或酒色过度损伤而成。”

（一）忧思恼怒

忧思可以伤及脾，　　脾伤日久则气结。
气结津液不输布，　　反聚气阻而成痰。
恼怒可以伤及肝，　　肝伤日久则气郁。
气郁血液流不畅，　　遂积阻滞而成瘀。
乃致痰气交阻结，　　瘀结食道和胃脘。
以致饮食难下行，　　久则化源不足致。
津液水分易干枯，　　上下膈阻不通利。

（二）饮食不当

饮酒过度多伤身，　　多食辛辣热燥品。
积热消阴致津伤，　　津伤血燥瘀停留。
阻于食道成噎膈，　　饮食过热或过硬。

进食过快或霉变，　　本病发生是诱因。

（三）其他因素

胃病日久延不愈，　　气滞血瘀相互结。
热伤胃阴痰阻滞，　　年老体衰气血亏。
胃气不充痰瘀阻，　　亦可酿成本病因。

辨证施治

本病初起吞咽难，　　固体食物更反常。
食物勉强入咽下，　　势必阻塞下更难。
逐渐发展胸膈痛，　　流质饮食吞下难。
甚则滴水不能入，　　入后随即吐出来。
形体见日渐消瘦，　　口吐食物如豆汁。
辨证需求是根本，　　标本虚实是主题。
初起为主以标实，　　标实是指气血痰。
后期为主是本虚，　　本虚津血日渐枯。
治以攻补兼施法，　　权衡病情之轻重。

（一）痰气交结

气郁痰阻降失司，　　吞咽梗阻下食难。
胸膈痞闷隐痛感，　　嗳气觉舒似平常。
口干咽燥便艰涩，　　形体日见渐消瘦。
泛吐痰涎有时作，　　舌红苔白脉细弦。
开郁润燥化痰涎，　　方用启膈散加减。

（二）瘀血内结

血瘀停留阻食道，　　饮食难下阻胸膈。
食不得下复吐出，　　呕吐出如赤豆汁。
胸膈疼痛固不移，　　肌肤枯燥无泽润。
大便坚如羊屎状，　　形体消瘦日见枯。
舌红少津无苔状，　　或带青紫脉细涩。
活血化瘀化痰结，　　通幽汤中来加减。

（三）气虚阳微

脾胃阳虚中衰微，　　水饮不下精神差。
面色苍白肌消瘦，　　形寒气短吐清涎。
脘腹作胀间腹泻，　　面浮足肿步难行。
久病中气衰败象，　　舌苔淡白脉细弱。
补中益气温脾阳，　　补气健脾汤加减。

（四）阴津枯槁

阴津亏耗虚火逆，　　食入格拒不下咽。
入而复出代涎沫，　　甚则饮水实难进。
胸膈疼痛实难忍，　　形体瘦弱皮肤枯。
胃脘部有灼热感，　　大便极少羊屎状。
口干心烦小便黄，　　舌苔少津脉细数。
滋阴养血生津法，　　沙参麦冬汤加减。

附：反胃

多因饮食不调因，　　饥饱无常嗜生冷。
暴饮暴食伤脾胃，　　思虑过度损脾阳。
脾阳不振寒内生，　　虚寒不能化谷食。
饮食停留终至吐，　　日久脾虚引及肾。
导致命门火衰微，　　犹如釜底无薪势。
不能腐熟水谷物，　　则病情更为严重。
症状：
食后脘腹胀闷感，　　朝食暮吐不可拒。
暮食朝吐势必行，　　吐出宿食不化物。
吐后即觉舒适感，　　神疲乏力面无华。
面色苍白苔薄白，　　脉象细缓又无力。
温中健脾和胃法，　　丁香透膈散加减。

附　方

（1）启膈散加减。常用药：沙参、川贝母、郁金、丹参、茯苓、砂仁、枳壳、全瓜蒌、佛手、石打穿等。

（2）通幽汤加减。常用药：生地黄、当归、桃仁、红花、丹参、五灵脂、三七、蜣螂、海藻、川贝母、郁金等。若瘀阻显著者，可配三棱、莪术、炙甲片、煅瓦楞，或加入急性子同煎服。如呕吐较甚、痰涎量多，加海蛤粉、法半夏、瓜蒌。

（3）补气健脾汤加减。常用药：人参、白术、黄芪、茯苓、干姜、半夏、大枣等。若呕逆不止，可加旋覆花、代赫石以顺气降逆。阳虚明显，加附片、肉桂。阳伤及阴、津气两虚者，加石斛、麦冬、沙参等滋养津液。

（4）沙参麦冬汤加减。常用药：沙参、生熟地、麦冬、石斛、当归、诃子、竹茹、半枝莲、乌梅、芦根、白蜜、甘蔗汁（冲服）等。若胃火内盛、脘宇灼热者，加黄连、栀子。腑津失濡、大便干结者，去诃子，加火麻仁、全瓜蒌。

（5）丁香透膈散加减。常用药：党参、白豆蔻、木香、砂仁、丁香、法半夏、炒麦芽、神曲、沉香、吴茱萸等。呕吐甚者，加旋覆花、代赭石。久吐、肾阳亦虚者，加附子、肉桂，以益火之源。气阴并伤者，酌加白蜜、沙参、麦冬。

呕 吐

胃失和降气上逆，　　呕吐食物胃溶液。
急慢疾病经常见，　　恶心两者有区别。
轻重不同有表现，　　辨证施治在其中。
有声无物谓之呕，　　有物无声谓之吐。

病因病理

胃主受纳和降顺，　　无论任何原因侵，
胃的功能起紊乱，　　胃气上逆引呕吐。
六淫之邪犯胃腑，　　浊气不降胃气升。
侵犯胃腑失和降，　　水谷随气逆而上。
饮食不调和不节，　　暴饮暴食胃受伤。
生冷油腻物停积，　　上逆而反则呕吐。
脾胃运化又失常，　　水谷不能化精微。
停痰留饮积中脘，　　痰饮上逆发呕吐。
情志不和有影响，　　忧思恼怒诱发因。
肝失条达横犯胃，　　气郁化火气上逆。
食阻气逆而涌上，　　胃气不降导呕吐。
脾胃虚弱体不强，　　运纳和降受影响。
中阳不振虚弱象，　　不能承受水谷消。
胃阴不足失润降，　　每因食后起呕吐。

辨证施治

（一）实证

1. 外邪犯胃

邪阻中焦浊气逆，　　突发呕吐发病急。
恶寒发热兼头痛，　　脘部痞满欲泛恶。
心中懊侬伴腹泻，　　舌苔薄白脉象浮。

疏邪解表芳化浊，　　　藿香正气散加减。

2. 饮食停滞

饮食停滞胃气塞，　　　上逆为吐是必然。
脘腹胀满呕酸痛，　　　嗳气厌食胃口差。
疼痛拒按大便秘，　　　得食愈甚吐后舒。
食物残渣未消化，　　　舌苔厚腻脉滑实。
和胃降逆消食滞，　　　保和丸子是良方。

3. 痰饮内阻

中阳不运水饮聚，　　　胃气不降反呕吐。
呕吐清水痰涎物，　　　胸脘闷满纳食差。
脘中水声漉漉象，　　　头晕心悸又怕冷。
隐隐不适身疲倦，　　　舌苔白腻脉弦滑。
温中化饮和胃法，　　　小半夏汤来加减。

4. 肝气犯胃

肝气郁结胃失和，　　　呕吐吞酸嗳气多。
干呕泛恶胸胁痛，　　　烦闷不舒情躁急。
情志抑郁发作甚，　　　舌红苔薄脉象弦。
理气降逆调肝胃，　　　四七汤中来加减。

（二）虚证

1. 脾胃虚寒

脾胃气虚寒气生，　　　运化失司腐熟差。
饮食稍多欲呕吐，　　　腹胀不舒则恶心。
时作时止精神惫，　　　倦怠乏力面苍白。
喜暖恶寒胸痞闷，　　　四肢不温大便溏。
舌质淡红苔白腻，　　　脾阳不足脉濡弱。
健脾和胃温中法，　　　理中丸子来加减。

2. 胃阴不足

热病之后伤胃阴，　　　耗伤胃阴失濡养。
呕吐反复发作现，　　　时为干呕泛恶心。
脘部似有嘈杂感，　　　似饥而饥不欲食。
口燥咽干食即胀，　　　舌红津少脉细数。
滋阴养胃和降逆，　　　麦门冬汤加减用。

附　方

（1）藿香正气散加减。常用药：藿香、苏叶、厚朴、白豆蔻、茯苓、陈皮、姜半夏、鲜生姜等。如表邪偏重、寒热无汗、头痛身重，加荆芥、防风、白芷。伴见脘痞嗳腐、挟有食滞者，可加山楂、神曲、枳壳。如夏令感受暑湿、呕吐而兼心烦口渴者，原方去苏叶、生姜，加黄连、佩兰、荷叶。若秽浊犯胃、胸闷呕吐、苔浊腻者，可选服玉枢丹1～2克以辟浊止呕。

（2）保和丸加减。常用药：姜半夏、陈皮、山楂、莱菔子、枳实、建曲、生姜等。如积滞较多、腹满便秘，可加大黄导滞通腑，使浊气下行，则呕吐可止。

（3）小半夏汤加减。常用药：姜半夏、茯苓、桂枝、白术、陈皮、生姜、甘草等。如脘部痞胀满、苔厚，去白术，加苍术、厚朴。

（4）四七汤加减。常用药：厚朴、姜半夏、苏叶、沉香、香附、佛手、旋覆花、茯苓、生姜等。如肝郁化热、心烦口渴者，酌加黄连、吴茱萸、竹茹、黄芩。如并见口苦嘈杂、大便秘结者，加大黄、枳实以泻热降浊。

（5）理中丸加减。常用药：党参、白术、姜半夏、砂仁、陈皮、茯苓、干姜、吴茱萸、甘草、大枣等。如呕吐频作、噫气脘闷，酌加代赭石、旋覆花、枳壳。泛吐清水较多、脘冷、肢冷者，宜加附子、肉桂等。

（6）麦门冬汤加减。常用药：麦冬、半夏、太子参、石斛、北沙参、玉竹、甘草、乌梅、炒谷芽等。呕较著者，可加陈皮、竹茹、枇杷叶，和降胃气。津伤较著、口干、大便燥结、舌红无苔，可酌加生地黄、天花粉、芦根、黑芝麻等。

呃　逆

气冲上逆呃逆生，　　胃气不和下降成。
喉中呃逆连声响，　　连续间断发作频。
偶尔发作不药愈，　　持续不断当药医。
慢性疾病现此证，　　预兆疾病严重危。

病因病理

胃气上逆致呃逆，　　胃主纳谷又主降。
生理下行为正常，　　体虚邪实均影响。

1. 饮食不节

饮食不节生冷食，　　寒凉药物服过多，
寒积中焦伤胃气。　　过食辛辣油炸煎，
燥热内盛结于里，　　阳明腑实则不通。
以致胃气不下降，　　导致呃逆本病因。

2. 情志刺激

情志抑郁受刺激，　　肝气郁结首为先。
气郁化火真犯胃，　　胃湿气郁多生痰。
痰滞内阻于中焦，　　郁久化热伤及胃。
以致胃气而不降，　　上逆为病则呃逆。

3. 体虚病后

体虚病后身体弱，　　劳累太过中气伤。
久病久利脾阳衰，　　清气不升浊不降。
或为热病伤津液，　　或为汗吐下太过。
耗损胃液虚火升，　　均可导致呃逆生。

辨证施治

辨证虚实寒热分，　　治疗理气和胃平。
降逆平呃是主体，　　因于寒者则温之。
因于热者则清之，　　虚则补实则攻之。

唯在重病出呃逆，　　　　则为元气之衰败。
当急以温补脾肾，　　　　扶助元气以养阴。

（一）胃寒证

寒邪内阻胃失降，　　　　呃声沉缓但有力。
胃脘不舒饮食减，　　　　得温则减得寒甚。
手足不温小便长，　　　　口不干渴大便溏。
形体消瘦精神弱，　　　　舌苔白润脉迟缓。
温中散寒治疗法，　　　　丁香柿蒂汤加减。

（二）胃热证

阳明热盛胃火炎，　　　　呃逆洪亮声有力。
气逆而上冲而出，　　　　口臭烦渴面带赤。
大便秘结小便黄，　　　　舌苔黄腻脉滑数。
清胃泻热通腑气，　　　　小承气汤来加减。

（三）脾肾阳虚

脾肾阳虚胃失降，　　　　呃声低弱气不接。
面色苍白手足冷，　　　　食少困倦精神疲。
腰酸腿软肢无力，　　　　舌苔淡白脉沉细。
温补脾肾和胃逆，　　　　附子理中汤加减。

（四）胃阴不足

胃阴耗伤失和降，　　　　呃声短促不连续。
口舌干燥性情急，　　　　烦渴不安睡不宁。
脘腹似饥不适感，　　　　舌苔少津脉细数。
养胃生津调和胃，　　　　益胃汤用来加减。

（五）气滞证

肝气犯胃胃失和，　　　　情志不畅易诱发。
伴有嗳气和胸闷，　　　　脘肋胀满纳食差。
肠鸣矢气频频作，　　　　舌苔白腻脉象弦。
顺气降逆调胃法，　　　　五磨饮方来加减。

附方

（1）丁香柿蒂汤加减。常用药：公丁香、柿蒂、高良姜、香附、荜茇、干姜、陈皮等。如里寒较甚，可加桂心、吴茱萸以温阳散寒。挟有痰滞、脘闷嗳腐，或泛吐痰涎，可酌加厚朴、枳实、半夏、茯苓、神曲等行气消痰导滞。

（2）小承气汤加减。常用药：大黄、枳实、厚朴，泻热通腑、宽中行气。如兼有呕吐痰浊，可加半夏、陈皮、竹茹等化痰降逆之品。

（3）附子理中汤加减。常用药：附子、干姜、白术、党参（病重者用红参）、姜半夏、旋覆花、代赭石、丁香等。若久病重病、呃声断续低微、面色灰暗、汗出肢冷者，为肾气不能摄纳，酌加肉桂、紫石英、补骨脂、山茱萸、刀豆子等补肾纳气。

（4）益胃汤加减。常用药：北沙参、石斛、麦冬、柿蒂、玉竹、陈皮、竹茹、刀豆子、枇杷叶、生姜汁、甘草等。

（5）五磨饮加减。常用药：木香、枳壳、槟榔、乌药、沉香、佛手片、陈皮、代赭石、青皮、丁香等。气郁化火、口苦、舌红、脉弦数者，加黑山栀、川楝子、黄连等泻肝和胃。

泄　泻

泄泻排便次数多，　　便质稀黄水样痢。
历代医家不一致，　　详情论述五泄名。
本病《内经》称为“泄”，又称“濡泄”、“洞泄”和“注泄”。
汉唐时代称“下痢”，　　宋代统称为“泄泻”。
根据病因病理变，　　症状特点有不同。
加以分类有“暑泄”、“湿泄”、“脾泄”、“大肠泄”、“肾泄”、“肝泄”、“小肠泄”、“飧泄”、“溏泄”、“濡洞泄”。
暴泄多以湿为主，　　久泄则以脾肾虚。

病因病理

泄泻主要的病因，　　多在脾胃大小肠。
外感饮食情志等，　　体虚脏腑功失调。
脾胃运化功障碍，　　肝脾失调及肾阳。
小肠受盛有影响，　　大肠传导又失常。

1. 感受外邪

外感六淫邪中伤，　　肠胃失调致泄成。
脾主运化受湿困，　　清浊不分故肠鸣。
寒湿困脾泄泻证，　　腹痛肠鸣大便清。
寒湿暑热较多见，　　尤以湿邪更为常。
故因脾恶湿喜燥，　　湿邪伤脾而致病。
所谓无湿不成泄，　　未有不源于湿者。

2. 饮食所伤

饮食所伤泄泻证，　　饮食过量宿食停。
生冷油腻不洁物，　　损伤脾胃运功能。
过食肥厚湿热蕴，　　脾胃失健引泄泻。

如《景岳全书》说：“饮食不节，起居不

时，以致脾胃受伤，则水反为湿，谷反为滞，精华之气不能输化，致合污下降而泻利作矣。”

3. 脾胃阳虚

久泻多以脾胃虚，　　运化无权消化低。
油腻食物稍进补，　　反复发作大便增。
劳倦内伤病缠绵，　　脾阳虚衰腐熟差。
水谷停滞于肠胃，　　运化精微输布难。
清浊不分混而下，　　并走大肠成泄泻。

4. 命门火衰

体虚久病体不强，　　久病久泄损脾阳。
肾阳不足脾失温，　　脾阳亦衰引泄泻。

故《景岳全书》说：“肾为胃之关，开窍于二阴，所以二便之开合，皆肾脏所主之，今肾中阳气不足，则命门火衰，而阴寒极盛之时，则令人洞泄不止也。”

5. 情志失调

情志抑郁发泄泻，　　胸胁痞闷嗳气多。
郁怒忧思肝不达，　　肝气横逆又乘脾。
脾胃受制运失常，　　脾虚湿胜生泄泻。

辨证施治

泄泻辨证按病情，　　暴泄久泄须分清。
暴泄病急病程短，　　久泄慢性病程长。
须分是虚还是实，　　属寒属热当须辨。
粪便清稀多属寒，　　便黄褐色属于热。
肛门灼烧多属热，　　痛势急骤腹部胀。
泻后痛减多属实，　　病程较长痛不甚。
喜温喜按多属虚，　　治疗湿胜以祛邪。
芳香化浊燥湿热，　　淡渗利湿诸法等。
脾虚扶正以健脾，　　温肾抑肝扶脾法。

（一）急性泄泻（暴泄）

1. 感受寒湿

寒湿困脾运失常，　　清浊不分致泄泻。
大便清稀如水样，　　腹痛肠鸣便常溏。
恶寒发热兼头痛，　　四肢酸痛表证见。
胸闷食少口淡味，　　舌苔薄白脉濡浮。
疏表散寒芳化浊，　　藿香正气散加减。

2. 湿热下迫

湿热伤及肠胃中，　　腹痛即泻势必凶。
泻下急迫如水注，　　粪便黄褐肛灼热。
心烦口渴小便赤，　　舌苔黄腻脉濡数。
清热利湿除烦渴，　　葛根黄芩黄连汤。

3. 饮食所伤

食滞肠胃运化差，　　腹胀腹痛畏拒按。
泻下粪便如败卵，　　泻后痛减精神疲。
脘腹痞闷不欲食，　　舌苔垢腻脉滑数。
消食导滞健脾胃，　　保和丸方来加减。

（二）慢性泄泻（久泄）

1. 脾胃虚弱

脾胃虚弱运无权，　　大便时溏时泻多。
病程较长反复发，　　食谷不化腐熟差。
稍有不慎进油腻，　　大便次数明显增。
脘闷不适有饱胀，　　食欲不振精神疲。
面色萎黄少泽润，　　舌苔淡白脉缓弱。
健脾运中兼化湿，　　参苓白术散加减。

2. 肾阳虚衰

命门火衰肾阳虚，　　不能助脾腐水谷。
黎明之前有泄泻，　　脐周隐痛见肠鸣。
食欲不振腹作胀，　　完谷不化大便形。
腹部畏寒肢体冷，　　舌苔淡白脉细沉。
温肾健脾止肠泻，　　四神丸药为主方。

气虚下陷泻不止，　　附子理中汤加减。

3. 肝气乘脾

肝郁气滞积胸中，　　肝气犯脾运不健。
胸胁痞满平常有，　　嗳气食少腹痛鸣。
精神刺激有影响，　　情绪紧张亦有关。
腹痛即泻泻后缓，　　舌苔淡白脉细弦。
抑肝扶脾和胃法，　　痛泻要方来加减。

附　方

（1）藿香正气散加减。常用药：藿香、厚朴、陈皮、苏叶、苍术、神曲、木香、茯苓等。若表寒重者，可加荆芥、防风等，增强疏散风寒之力。腹部胀痛、肠鸣，加砂仁、炮姜。胸闷脘痞、肢体倦怠、舌苔厚腻者，加白豆蔻、法半夏，芳香化湿。

（2）葛根芩连汤加减。常用药：葛根、黄芩、黄连、金银花、木香、茯苓、六一散、马齿苋等。湿偏重者，加苍术、厚朴。挟滞者，再加山楂、神曲等。尿短赤，加车前草、通草。热偏重者，加连翘、地锦草。若发于炎暑盛夏、有身热表证者，加藿香、香薷、扁豆衣、荷叶等清暑化湿。

（3）保和丸加减。常用药：神曲、山楂、谷麦芽、莱菔子、鸡内金、茯苓、陈皮等。腹痛胀甚、大便泻下不畅者，可加大黄、枳实、槟榔等通腑导滞，此即“通因通用”之意。积滞化热，加连翘、黄连。呕吐，加法半夏、白豆蔻。

（4）参苓白术散加减。常用药：党参、焦白术、山药、炒扁豆、薏仁、神曲、砂仁、木香、陈皮、茯苓等。若脾阳不振，伴见形寒肢冷、脉迟、腹部冷痛绵绵者，可酌加附子、肉桂、干姜。久利中气下陷、脱肛或肛门有下坠感者，可加黄芪、升麻、柴胡。挟食，加山楂、鸡内金。

(5) 四神丸。常用药：补骨脂、五味子、吴茱萸、肉豆蔻、炮姜、大枣等。

(6) 附子理中汤加减。常用药：附子、补骨脂、党参、肉豆蔻、五味子、吴茱萸、白术、炮姜、红枣等。若泄泻日久、滑脱不禁者，应加收敛止泻药，如赤石脂、禹余粮、罂粟壳等。

(7) 痛泻要方加减。常用药：白芍、防风、白术、陈皮、广木香、枳壳、乌药、玫瑰花等。若久泻不止，应加酸收之品，如乌梅、宣木瓜等。如脾虚食少、神疲，加党参、山药。如便秘与腹泻交替发作，可配槟榔、沉香。

便　秘

便秘发生大便难，　　排便困难时间长。
粪质干燥又坚硬，　　大肠传导功失常。
"阳结"、"阴结" 有记载，"脾约" 名称不可忘。
大肠蠕动性能缓，　　津液干枯濡润难。
燥热内结阳明盛，　　津伤便结"热秘"成。
"气秘"、"虚秘"、"冷秘" 等，后世医家治不同。

病因病理

饮食入胃第一关，　　经胃腐熟水谷能。
脾胃运化精微物，　　吸收精微剩糟粕。
大肠传送而排出，　　成为大便是必然。
胃肠功能正常运，　　大便通畅无阻力。
胃肠受病功能乱，　　影响胃肠致便秘。

《素问·灵兰秘典论》说："大肠者，传导之官，变化出焉。"

1. 胃肠燥结（热秘）

素体阳盛燥热生，　　嗜食辛热厚味成。
饮酒过度胃受损，　　以致胃肠积热生。
余热留恋耗津液，　　肠道燥热又干枯。
津液失于输布润，　　大便干结难排出。

2. 气机郁滞（气秘）

忧愁思虑情志伤，　　久坐少动气机郁。
胃肠消化通降阻，　　传导功能又失常。
糟粕内停不能下，　　造成大便成秘结。

3. 气血两亏（虚秘）

劳倦内伤气血亏，　　病后产后及老年。

气血耗损精不足，营养濡润功能差。
气虚大肠传无力，血虚精少失滋润。
大肠失于滋润后，能使大便排出难。

4. 阴邪凝结（冷秘）

身体虚弱老体衰，真阳亏损温无权。
寒从内生阴凝聚，阴邪凝结大便难。

辨证施治

便秘临床有表现，大便燥结排便难。
经常三日五日解，七日八日才一行。
便秘日久引他证，腑气阻滞腹中胀。
甚则疼痛食欲减，头晕脑胀睡不宁。
痔疮便血肛裂等，长期便秘直相关。
辨证当以虚实论，热秘气秘应分清。
气血虚亏冷秘致，临床治疗酌情施。
不宜单纯用泻下，清热润肠治实秘。
顺气行滞虚秘治，益气养血温通开。

（一）实秘

1. 热秘

肠胃积热津液伤，大便干结腹胀疼。
面红身热便短赤，口干心烦欲饮冷。
或有口臭唇疮裂，舌苔黄腻脉滑实。
清热润肠通腑气，调胃承气汤加减。

2. 气秘

肝脾气机被郁滞，肠腑传送已失职。
嗳气频作胸胁痞，甚则腹中有胀痛。
欲便不得纳食少，舌苔薄腻脉象弦。
顺气行滞治便秘，六磨汤治为主方。

（二）虚秘

1. 气虚

脾肺气虚中不足，大肠传送又无力。

虽有便意无大便，　　临厕无力努挣时。
甚至便后疲乏感，　　汗出气短精神差。
面色苍白小便数，　　舌苔淡白脉虚弱。
益气润肠治便秘，　　黄芪汤为主加减。

2. 血虚

血虚津少肠失濡，　　大便干结如栗形。
面色萎黄无泽润，　　头晕心悸无精神。
肢体困倦食无味，　　舌质淡红脉沉细。
养血润燥是根本，　　尊生润肠丸加减。

（三）冷秘

脾肾虚寒温养差，　　年老久病大便艰。
大便艰涩难排出，　　小便清长肢不温。
腰膝时有冷痛感，　　喜热恶冷腹中痛。
面色苍白精神疲，　　舌淡苔白脉沉迟。
温通开秘治疗法，　　温脾汤合半硫丸。

附　方

（1）调胃承气汤加减。常用药：枳实、火麻仁、大黄、郁李仁、瓜蒌仁、玄参等。若大便多日不通，加芒硝。兼见目赤易怒、舌红、脉弦、挟肝火者，加龙胆草、黄连，或配服更衣丸，清肝通腑。慢性便秘、燥热不甚，无明显其他症状者，可服成药脾约麻仁丸。

（2）六磨汤加减。常用药：沉香、枳实、槟榔、川楝子、大黄、乌药、香附、厚朴等。若气郁化火，症见口苦咽干，可加栀子、牡丹皮。若服药后大便通畅，即可去大黄、槟榔，转为调气为主。

（3）黄芪汤加减。常用药：黄芪、党参、火麻仁、当归、陈皮、白蜜等。若气虚下陷，肛门有下坠感，屡欲登厕而虚坐努责，可加升麻、枳壳、柴胡、桔梗。

（4）尊生润肠丸。常用药：当归、生地黄、火麻仁、黑芝麻、肉苁蓉、生首乌、桃仁、枳壳、白蜜等。兼心烦、口干、脉细数者，可加玄参、知母、玉竹，以滋阴润燥生津。

（5）温脾汤加减。常用药：大黄、附子、干姜、党参、乌药、肉苁蓉、当归、甘草等。另服半硫丸。若病情较缓，单用半硫丸即可。

黄　疸

黄疸疾病极变迁，　　古训之法有真传。
目黄身黄小便黄，　　目睛黄染为特征。
《金匮要略》论五疸，《圣济总录》九疸称。
三十六黄分轻重，　　二十八候黄疸分。
十分复杂名甚广，　　《卫生保鉴》作指针。
根据本病的性质，　　概括阳证阴证分。
后世以此为根本，　　阳黄阴黄两类称。
临床实践有指导，　　迄今人们采用它。

病因病理

黄疸多由感时邪，　　暑湿热邪是病因。
疫毒时邪侵入里，　　肝失疏泄郁热蒸。
脾胃失运中焦阻，　　湿从内生化热生。
湿热熏蒸于肝胆，　　胆汁外溢于肌肤。
《金匮要略》曾指出，黄家所得以湿得。
饮食不节所引起，　　脾胃肝胆脏腑伤。
湿热寒湿阻中焦，　　迫使胆汁不循常。

1. 时邪

外感湿热疫毒邪，　　郁而不达阻中焦。
脾胃运化遭失常，　　湿热交蒸不得泄。
以致肝胆疏泄阻，　　胆汁外溢溃肌肤。
下流注入于膀胱，　　而使面目小便黄。
时邪疫毒伤人者，　　病势尤为暴发急。
俱有传染特点强，　　表现热毒炽盛重。

《巢源》称此为“天行病发黄”。《沈氏尊生书》提到“天行疫疠，以致发黄者，俗谓之瘟黄，杀人最急”，指出其预后的严重性。

2. 饮食不节

饮食不节饥饱失，　　嗜酒过度损伤脾。

运化功能致失职，湿浊内生郁化热。
热郁熏蒸于肝胆，胆汁不循常道流。
停聚于里湿化热，熏染肌肤而发黄。

3. 脾胃虚寒

久病之后脾阳伤，湿浊内阻滞中焦。
湿从寒化阴黄致，湿从热化阳黄成。
寒湿阻滞中焦病，胆汁被阻溢肌肤。

辨证施治

黄疸辨证的总纲，分清阳黄和阴黄。
热重于湿阳黄证，身目俱黄色鲜明。
发病时间病程短，小便短赤口苦干。
湿重于热阴黄见，脘闷纳少色暗晦。
阴黄病程较前长，面如烟熏见神疲。
阳黄以湿热为主，阴黄以寒湿为主。
治疗大法化湿邪，清利小便退黄矣。

《金匮要略》说：“黄家所得，从湿得之。”又说：“诸病黄家，但利其小便。”因此，治疗本病，要从“湿”字着眼，而湿的去处，当从小便排除，故小便通利与否和本病有很大关系。

（一）阳黄

1. 热重于湿

湿热蕴蒸热重湿，身目俱黄色鲜明。
发热口渴脘不适，心中懊侬恶心呕。
腹部胀满口干苦，小便短赤色又黄。
大便秘结不易出，舌苔黄腻脉弦数。
清热利湿去黄疸，茵陈蒿汤来加味。

2. 湿重于热

湿重于热热不高，黄疸不如热重鲜。
身目俱黄色暗晦，头重身困食欲差。
胸脘痞满兼腹胀，恶心呕吐口不渴。
大便溏垢时腹痛，苔腻微黄脉濡缓。

除湿泻热利肝胆，　　茵陈四苓散加减。

3. 热毒炽盛（急黄证）

湿热疫毒入营血，　　内陷心肝神不清。
发病迅急起突然，　　身面均黄色如金。
高热烦渴腹胀满，　　神昏谵语或痉厥。
衄血便血血妄行，　　肌肤出现红斑疹。
舌质红绛苔黄燥，　　脉象弦数或细数。
清热解毒滋阴血，　　千金犀角散加减。

（二）阴黄

1. 寒湿阻遏

寒湿困脾阻中焦，　　胆汁被阻溢肌肤。
黄色暗晦如烟熏，　　神疲畏寒见腹胀。
纳少脘闷口味淡，　　大便不实矢气多。
舌质淡红苔白腻，　　脉象濡缓或沉迟。
健脾和胃化寒湿，　　茵陈术附汤加减。

2. 脾虚血亏（亦称虚黄）

脾胃虚弱血不足，　　发黄肌肤无泽润。
肢体乏力精神惫，　　心悸昏眩又少眠。
大便溏泄饮食减，　　舌淡苔薄脉濡细。
健脾温中补气血，　　小建中汤来加减。

附　方

（1）茵陈蒿汤加减。常用药：茵陈、大黄、栀子、黄柏、连翘、垂盆草、蒲公英、郁金、泽泻、车前草、白茅根等。如热毒内盛、心烦懊侬，加黄连、龙胆草。浊阻中焦、呕恶纳呆，加陈皮、半夏、竹茹。腹胀，加木香、砂仁。寒热往来，加柴胡、黄芩。阳明腑实、大便不通，加枳实、玄明粉。

（2）茵陈四苓散加减。常用药：茵陈、车前子、苍术、厚朴、薏仁、黄柏、半边莲、茯苓等。若邪郁肌表、寒热头痛，可用麻黄连翘赤小豆汤疏解表邪、清利湿热。湿阻气机、胸腹痞胀、呕恶，酌加藿香、白豆蔻、半夏。

(3) 千金犀角散加减。常用药：水牛角、生地黄、牡丹皮、玄参、板蓝根、黄连、大黄、栀子、茵陈、土茯苓等。若神昏谵语，加石菖蒲、郁金，另服安宫牛黄丸或至宝丹。风动抽搐者，加钩藤、石决明，另服羚羊角粉、紫雪丹。鼻衄、便血者，酌加白茅根、侧柏叶、地榆、茜草炭。腹大有水，尿少不利者，加马鞭草、木通、车前草等。

(4) 茵陈术附汤加减。常用药：茵陈、附子、干姜、白术、茯苓、泽泻、车前子等。若见脘腹胀满、胸闷、泛恶、苔腻，去白术，加苍术、厚朴。胁肋隐痛作胀、肝脾同病者，酌加柴胡、郁金、香附等疏肝理气之品。

(5) 小建中汤加减。常用药：桂枝、白芍、甘草、生姜、大枣、饴糖。本方具有温养脾胃的作用。脾胃旺，气血足则诸症得除。偏于气虚者，加黄芪、党参。偏于血虚者，加当归、地黄。阳虚而寒者，桂枝可改用肉桂。

积　聚

积聚实属两证名，　　腹内结块胀又疼。
病情发展有轻重，　　时间长短有距离。
积块明显多属血，　　痛有固定不能移。
后者块物易散聚，　　多属气分痛可移。

病因病理

七情郁结是病因，　　气滞血瘀凝聚成。
饮食内伤脾受损，　　痰湿交阻气机滞。
寒温失调正虚弱，　　日久成为积聚形。

《景岳全书》说：“积聚之病，凡饮食、气血、风寒之属皆能致之。”

（一）情志抑郁

七情郁结损脏腑，　　气机不畅滞血瘀。
郁怒伤肝思伤脾，　　肝脾失调是病因。
气机不畅血受阻，　　日积月累而成聚。

如尤在泾说：“凡忧思郁怒，久不能解者，多成此疾。”因此而有“积之成也，或因暴怒喜悲思恐之气”的说法。

（二）饮食内伤

饮食不节酒过度，　　贪食肥厚生冷占。
损伤脾胃失健运，　　积湿生痰阻气机。
血行不畅脉络塞，　　水谷精微敷布差。

正如《卫生宝鉴》所说：“凡人脾胃虚弱或饮食过度，或生冷过度，不能克化，致成积聚结块。”

（三）寒湿凝聚

寒湿侵袭脾失运，　　脾阳不运湿痰生。
湿痰内生气血滞，　　邪食相搏脏失和。
脏腑不和气血结，　　日久渐成积块形。

《灵枢·百病治生篇》说："积之始生，得寒乃生。"这也是导致此病的原因之一。

（四）病后体虚

久病体虚气血差，　　饮食欠佳精神疲。
黄疸经久不退疾，　　影响气血运行时。
湿热留恋久不去，　　久病不愈此疾成。
感染血吸虫病史，　　肝脾气血受阻滞。
络脉痹阻气不通，　　日积月累成积聚。

辨证施治

积与聚虽有不同，　　气聚可影响血行。
血瘀也兼有气滞，　　积聚正气与关系。
积久正衰较为甚，　　临床疾病见真情。
可见先聚而气滞，　　后以血瘀而成积。
在治疗的原则上，　　聚以疏肝理气法。
佐以化痰法为先，　　积以活血祛瘀法。
理气为要是目的，　　辅以扶正软坚攻。

《医宗必读》指出分初、中、末三个阶段治疗的原则，临床上必须根据病史长短、邪正盛衰，以及伴随症状，辨其虚实的主次。初起邪实为主，病势尚浅，正气未虚者，先用消法行气活血、化瘀散结。若发展至邪实与正虚并见时，治当攻补兼施，采用补正祛瘀法。病久正虚明显、病势已深者，则当先补其虚、培益气血，养正除积，然后再酌情攻积。如积块渐消，应以健脾气为主，佐以养血活血，以助正气恢复。

（一）聚证

1. 肝郁气滞

气滞血瘀阻气机，　　气机不利脉络阻。
腹中气聚攻窜痛，　　时聚时散无定期。
脘胁之间时不适，　　舌苔薄而脉象弦。
疏肝解郁消聚气，　　逍遥散中是主方。

2. 食滞痰阻

食滞胃脘阻肠道，　　脾胃运化又失司。
痰湿内生气不畅，　　腹胀腹痛现纳呆。
气机不畅大便秘，　　物聚条状在腹中。
重则按之胀痛甚，　　舌苔厚腻脉弦滑。
导滞通便化痰浊，　　六磨汤用为主方。

（二）积证

1. 气郁血阻

气机窒滞络脉瘀，　　腹部积块亦有形。
胁下有块软不坚，　　块物固定多不移。
胀痛不适情志躁，　　脘部痞闷饮食减。
食后作胀更显著，　　舌苔薄白脉象弦。
理气活血消积滞，　　大七气汤加减用。

2. 瘀血内结

瘀血凝滞结成积，　　腹部积块更明显。
刺痛不移按之硬，　　面黯消瘦色少华。
纳减乏力形体瘦，　　面颈胸背血痣缕。
女子可见月经痛，　　月事涩少或闭经。
舌薄边暗舌质紫，　　或见瘀点脉细涩。
消积软坚兼行气，　　膈下逐瘀汤加减。

3. 正虚瘀结证

积久伤正气血虚，　　久病体虚腹内结。
积块坚硬内结癥，　　痛势隐隐渐加剧。
按之坚硬痛不移，　　形体消瘦精神疲。
面色萎黄或黧黑，　　甚至面浮肢体肿。

饮食减少口无味，　　大便稀少或溏薄。
舌质淡紫光无苔，　　脉象细数或弦细。
补气养血化瘀积，　　八珍汤合化积丸。

附　方

（1）逍遥散。常用药：柴胡、白芍、白术、茯苓、甘草、当归、薄荷、生姜。如老年体弱者，见神疲乏力，可加党参以补其虚。如果气滞较甚，寒湿中阻，逍遥散未能见效，可用木香顺气散（木香、干姜、吴茱萸、厚朴、升麻、草豆蔻、茯苓、当归、泽泻、青皮、陈皮、半夏、益智仁、柴胡），以温中散寒，理气活血。

（2）六磨汤。常用药：沉香、木香、槟榔、乌药、枳实、大黄。可加法半夏、茯苓、陈皮化痰和中，则气机一畅，食滞更易下达，痰湿也易消除，从而脾阳重振，瘕聚可散。

（3）大七气汤加减。常用药：炙柴胡、青皮、陈皮、香附、丹参、郁金、莪术、川芎。若胀痛明显，加川楝子、延胡索、三棱等理气活血止痛。气郁化火者，加栀子、牡丹皮、黄芩。兼有寒湿，症见胸闷、腹胀、纳呆、舌苔白腻者，酌加苍术、厚朴、制半夏、茯苓、木香、砂仁。

（4）膈下逐瘀汤加减。常用药：桃仁、五灵脂、红花、赤芍、川芎、三棱、莪术、延胡索、香附、枳壳、石见穿、鳖甲。形体俱实者，加地鳖虫、乳香，甚则可酌加水蛭、虻虫。脾脏肿大为主者，配服鳖甲煎丸。形体消瘦虚弱者，酌加党参、黄芪、当归、白芍等补益气血，以固其本。

（5）八珍汤合化积丸。常用药：党参、白术、茯苓、甘草、当归、川芎、白芍、熟地黄，大补气血。舌光红无苔、阴伤甚者，可加生地黄、沙参、石斛养其津液。虽正气大伤，但积块甚久、气血瘀滞，故用化积丸以软坚破瘀活血。但终属久病，见效较慢，不能急于求功。

鼓　胀

腹大如鼓鼓胀名，　面色苍黄暗晦精。
甚至腹部青筋露，　蛙腹如瓮为特征。
前人叙述三鼓证，　水鼓虫鼓蜘蛛鼓。
后世根据病因类，　气鼓血鼓不同型。
还有水鼓虫鼓类，　四种鼓疾把名分。
唯有顽固单腹胀，　复杂多变实难除。
流行疫区受感染，　晚期血吸虫病占。
门脉高压肝腹水，　腹胀腹大腹水成。
恶性肿瘤腹腔内，　结核性的腹膜炎。
形成腹水多种病，　概属鼓胀的范围。

病因病理

鼓胀一证多病因，　饮酒过度食伤身。
七情郁怒劳欲伤，　其他病后有影响。
多种疾病不一致，　损伤肝脾不能离。

（一）情志郁结

郁怒忧思伤肝脾，　肝郁气滞血缓流。
血液流行不通畅，　肝之络脉瘀血积。
肝失疏泄络脉阻，　影响脾胃运化功。
水湿内停瘀相结，　日久不化塞中焦。
肝脾同病渐及肾，　水气不能小便排。
小便排泄受影响，　于是腹胀日见增。

（二）饮食不节

饮食不节酒过度，　损伤脾胃酿湿生。
湿而化热肝阴耗，　肝脾两伤食不调。
脾虚运化则失职，　肝失条达气血郁。

水浊渐积渐多现，　　加之肾气不化源。
开阖不利水不泄，　　水湿内停成鼓胀。

（三）血吸虫感染

血吸虫感染之后，　　未能及时治疗成。
日积月久到晚期，　　内伤肝脾脉络瘀。
升降失常功能阻，　　清浊相混成鼓胀。

正如《诸病源侯论·水蛊候》说："此由水毒气结聚于内，令腹渐大……名水蛊也。"

（四）他病续发

黄疸积聚时间长，　　迁延日久是病因。
湿热蕴蒸成黄疸，　　久则肝脾受损伤。
气血凝滞脉瘀阻，　　渐成鼓胀是必然。
积聚气郁与痰结，　　疟母不愈块日增。
气机壅滞日更甚，　　水湿内停鼓胀成。

所以《医门法律》认为："癥瘕、积块、痞块即是胀病之根。"

辨证施治

便于辨证和治疗，　　概括实胀虚胀分。
初起脏腑气之实，　　治疗宜从标上施。
具体情况选用法，　　行气消积逐水方。
还有破瘀等消法，　　任意选择能消胀。
实证渐消正气虚，　　养肝健脾益肾根。
久病脏腑气已伤，　　而为邪浊壅阻滞。
本虚标实认清证，　　扶正攻邪标本治。

（一）实胀

1. 气滞湿阻证

肝郁气滞脾不健，　　湿浊中阻发腹胀。
嗳气不爽胁下疼，　　腹胀按之而不坚。
小便短少下肢肿，　　舌苔薄白脉细弦。

疏肝理气运脾湿，　　柴胡疏肝合平胃。

2. 热郁血瘀证

热郁血瘀胀满坚，　　湿热壅盛结中焦。
气滞水停肢浮肿，　　蜘蛛痣现头颈胸。
面色萎黄甚黯黑，　　烦热口干小便黄。
肌肤目睛现黄染，　　大便秘结或垢溏。
舌质红紫多血分，　　苔黄厚腻脉数弦。
清热利湿消瘀胀，　　茵陈四苓汤加味。
更有化瘀汤加减，　　中满分消丸亦行。

3. 寒湿困脾证

寒湿困脾腹胀满，　　水湿停聚困脾阳。
气化不利脘腹胀，　　腹部如囊裹水形。
颜面微浮下肢肿，　　怯寒困倦精神疲。
小便减少大便溏，　　舌苔白腻脉细沉。
温运中阳行水湿，　　实脾饮合胃苓汤。

4. 肝脾血瘀证

肝脾血瘀胀满坚，　　气血瘀阻脉络壅。
经隧络脉壅塞滞，　　脘腹坚满胀而坚。
胁下结瘕青筋露，　　痛如针刺实难当。
颜面晦暗黧黑色，　　赤丝血缕头颈胸。
口干不欲饮水进，　　大便秘结小便赤。
舌苔薄白质紫暗，　　脉象细涩或细弦。
化瘀行水通络结，　　调营饮用来加减。

（二）虚胀

1. 脾肾阳虚证

脾肾阳虚运不健，　　水湿内停势必深。
腹大胀满如蛙腹，　　入暮较甚朝宽舒。
神疲怯寒肢浮肿，　　小便短少利不清。
面色苍黄或㿠白，　　胸闷纳呆智力差。
舌质淡紫苔白腻，　　脉象沉细或细弦。
健脾温肾行水气，　　附子理苓汤加减。

2. 肝肾阴虚证

肝肾阴伤阳无化，　　水津失布体力差。
腹大鼓满隆起状，　　青筋暴露在腹间。
形体日渐见消瘦，　　气血不能上荣面。
面色黧黑青唇紫，　　口燥心烦面颧红。
午后低热齿衄血，　　小便短少大便溏。
舌质红绛少津液，　　脉象细弦或细数。
柔肝滋肾养阴法，　　参麦地黄汤加减。

附　方

（1）柴胡疏肝散合香砂平胃散加减。常用药：柴胡、川芎、白芍、香附、郁金、青皮、陈皮、枳壳、川厚朴、苍术、茯苓等。胸脘痞闷、腹胀、嗳气为快，偏于气滞者，可酌加佛手、沉香、木香等。湿阻中焦、伴少量腹水时，加砂仁、大腹皮、泽泻、车前子。大便干结，枳壳改枳实，加槟榔。

（2）茵陈四苓汤、中满分消丸加减。常用药：茵陈、栀子、黄柏、金钱草、砂仁、厚朴、苍术、猪苓、泽泻、车前子、滑石等。如热毒积盛，可酌加龙胆草、大黄、半边莲。若热迫血溢，吐血、下血者，去苍术、砂仁、厚朴，加水牛角、生地黄、牡丹皮、生地榆等，以凉血止血。

（3）实脾饮、胃苓汤加减。常用药：厚朴、苍术、白术、陈皮、草果、木香、附子、干姜、连皮茯苓、泽泻、甘草等。如小便不利，再加桂心、猪苓、车前子。脘腹胀满，可加砂仁、枳壳等，以宽中理气。若兼胁肋胀痛者，加香附、郁金、青皮、延胡索，理气解郁。

（4）调营饮加减。常用药：当归、赤芍、桃仁、五灵脂、赤苓、马鞭草、益母草、泽兰、九香虫、大腹皮、三棱、莪术、鳖甲、泽泻等。

若瘀结明显，加穿山甲、地鳖虫、水蛭、牡蛎。胸胁痞胀、舌苔浊腻、痰瘀互结者，加郁金、白芥子、法半夏。脾肿大明显者，服鳖甲煎丸。

(5) 附子理苓汤加减。常用药：附片、干姜、党参、白术、茯苓、泽泻、陈葫芦、鹿角片、葫芦巴等。偏于脾阳虚者，酌加黄芪、山药、薏仁、扁豆。偏于肾阳虚者，酌加肉桂、仙灵脾、仙茅。

(6) 参麦地黄汤加减。常用药：沙参、山茱萸、麦冬、石斛、生地黄、首乌、枸杞子、楮实、猪苓、泽泻等。如津伤口干，重用石斛，加天花粉、芦根、知母。午后低热，酌加银柴胡、鳖甲、地骨皮、白薇、青蒿。鼻龈出血，酌加山栀、白茅根、藕节。湿热留恋不清、溲赤涩少，酌加知母、黄柏、马鞭草、金钱草。目肤黄，则加茵陈。

水　肿

体内水液潴留停，　　泛滥肌肤至全身。
《内经》曾按证候定，　　风水石水涌水称。
《金匮要略》详记载，　　又从五脏类命名。
风水皮水正水类，　　石水证候特点分。
金元四大朱丹溪，　　总结前人经验真。
他将水肿来归纳，　　阳水阴水两大类。
后世以此为基础，　　辨证提高认识多。
提出“平治与权衡”，　　“去苑陈莝”铭心间。
“开鬼门”来“洁净府”，攻逐发汗利小便。

病因病理

病因外感风邪湿，　　风寒风热肺卫侵。
饮食不节损身体，　　劳欲体虚水湿停。

1. 外感风邪水湿

肺失宣降气机阻，　　通调水道不行利。
肾与膀胱失开阖，　　风歇水阻湿潴留。
风水相搏于肌表，　　泛滥肌肤水肿成。
水湿内侵脾受困，　　湿留中焦运失常。
居住湿地有影响，　　冒雨涉水湿内侵。

2. 内伤饮食劳倦

饮食不节饥饱失，　　劳倦过度脾气伤。
纵欲无节肾受损，　　脾肾两虚输无权。
肾阴衰弱脾阳亏，　　开阖不利水液停。
泛滥横溢现水肿，　　三脏相关肺脾肾。

《景岳全书》说：“凡水肿等证，乃肺脾肾相干之病，盖水为至阴，故其本在肾；水化于气，故其标在肺；水惟畏土，故其制在脾。”说明水肿与肺、脾、肾之间的关系，以肾为本，以肺为标，以脾为中流砥柱，实为治疗本病关键所在。

辨证施治

阴水阳水两大类，　　辨证施治不能离。
阳水属实风水搏，　　湿热壅结湿浸渍。
本湿标实属阴水，　　脾阳不振肾阳虚。
阳水当治以祛邪，　　发汗利水攻逐兼。
阴水治以扶正气，　　健脾温肾通利水。

（一）阳水

1. 风水相搏

风水相搏阳水证，　　风邪犯肺失通调。
水肿先从眼睑起，　　继则四肢及全身。
按之凹陷易恢复，　　小便量少不发黄。
发热恶风又怕冷，　　舌苔薄白脉多浮。
疏风宣肺宜利水，　　越婢加术汤为宜。

2. 水湿浸渍

水湿浸渍湿困脾，　　脾不制水肿全身。
腹部下肢尤为甚，　　按之没指欠复还。
肢体身重多困倦，　　纳呆胸闷泛恶多。
舌淡湿润苔白腻，　　脉象濡缓病程长。
通阳利水兼化湿，　　胃苓汤合五皮饮。

（二）阴水

1. 脾阳虚弱

脾阳虚弱阴水证，　　脾虚不运水湿停。
水肿下肢较为甚，　　反复消长易频繁。
按之凹陷不易复，　　脘闷腹胀大便溏。
面色萎黄浮肿现，　　神倦肢冷乏力强。
小便短少苔白滑，　　脉象软弱兼沉缓。
温中健脾利水气，　　实脾饮加理苓汤。

2. 肾阳衰弱

肾阳衰弱阴必盛，　　气不化水肿全身。
腰痛酸重尿量少，　　四肢厥冷怯寒疲。
面色灰黯无泽润，　　日久迁延水肿深。
腰膝以下肿尤甚，　　按之凹陷久不还。
舌质淡胖苔淡白，　　脉象细弱又沉迟。
温肾利水用真武，　　济生肾气丸亦佳。

附　方

（1）越婢加术汤加减。常用药：浮萍、猪苓、羌活、防风、防己、桂枝、白术、泽泻、车前子等。若风寒偏重，加麻黄。风热偏重，去羌活、桂枝，加生石膏、金银花、连翘、芦根。咽喉肿痛，加土牛膝、荔枝草。咳嗽痰多，酌加杏仁、桔梗、桑白皮、葶苈子、苏子。

（2）胃苓汤、五皮饮加减。常用药：桂枝、连皮茯苓、泽泻、生姜皮、苍术、薏仁、白术、大腹皮、陈皮、防己等。湿困于中、脘痞、腹满作胀，加厚朴、干姜、椒目。卫表阳虚、汗出、怕风，加黄芪、防风。上半身肿甚，喘咳气逆，加麻黄、杏仁、葶苈子。

（3）实脾饮、附子理苓汤加减。常用药：制附片、桂枝、干姜、白术、茯苓、椒目、泽泻等。脾虚湿盛、胸闷、脘腹作胀、舌苔白厚腻者，加苍术、厚朴、木香。气虚息短、心慌、神疲者，加党参、黄芪、山药、炙甘草。

（4）真武汤、济生肾气丸加减。常用药：制附片、桂枝、白术、山药、茯苓、泽泻、鹿角片、仙灵脾、巴戟天、车前子等。有气虚、心慌、喘息、自汗、疲乏者，加党参、黄芪、炙甘草。阳损及阴、咽干、舌红者，去鹿角片、巴戟天，加熟地黄、山茱萸。小便清长量多者，去泽泻、车前子，加菟丝子、补骨脂。复感外邪、头面浮肿加剧伴有表证者，去鹿角片、仙灵脾、巴戟天、山药，加麻黄、细辛、生姜。

淋证（附尿浊）

小便频数又短涩，　　滴沥刺痛少腹急。
小腹拘急引痛者，　　称为淋证且无疑。
临床症状有各异，　　五淋病类牢记心。
叙述热淋石淋证，　　血淋膏淋劳淋分。
病因湿热蕴结里，　　热邪蕴结于下焦。
膀胱气化又不利，　　小便淋沥涩痛难。

《金匮要略》明确指出本病临床表现为“淋之为病，小便如粟状，小腹弦急，痛引脐中”，并认为是由于“热在下焦”所致。《诸病源候论》提出：“诸淋者，由肾虚而膀胱热故也。”

病因病理

1. 湿热蕴结

湿热之邪结下焦，　　膀胱气化又不利。
尿液日火受煎熬，　　小便淋沥又涩痛。
小便灼热刺痛感，　　临床当作热淋称。
热盛伤络血妄行，　　血随尿出为血淋。
脂液随从小便出，　　尿浊乳糜是膏淋。

2. 脾肾两虚

脾肾两虚久不愈，　　久淋湿热正气伤。
劳欲过度病体弱，　　导致脾肾两脏虚。
脾虚中气则下陷，　　遇劳即发为劳淋。
肾阴不足虚火扰，　　气不摄血固不藏。
小便淋沥不已尽，　　遇劳即发亦劳淋。
脂液下泄尿浑浊，　　夹有凝块为膏淋。

辨证施治

淋证初起多实热，治宜清利为主体。
日久不愈是虚寒，治当兼顾脾肾根。
辨证当应分虚实，新病久病莫差移。

1. 热淋

热淋湿热下注由，膀胱气化不利因。
小便频数热涩痛，淋沥不畅尿色黄。
少腹拘急有腰痛，发热口苦大便结。
舌质红来苔黄腻，热盛之象脉洪数。
清热利湿通淋法，八正车前散适用。

2. 血淋

血淋热灼血络成，迫血妄行下焦分。
热涩刺痛小便急，尿中有血是块条。
舌苔薄质脉象数，病延日久有反常。
尿以淡红痛不甚，脉见虚数体不强。
清热通淋凉止血，小蓟饮子加减灵。
滋阴清热宜虚证，补虚知柏地黄丸。

3. 石淋

石淋湿热受煎熬，尿液成砂涩痛难。
排尿突然有中断，窘迫难忍痛非常。
尿色黄混有挟血，腰部绞痛难忍受。
恶心呕吐舌苔黄，脉象弦紧或弦数。
清热利湿排石淋，石苇散方来加减。

4. 膏淋

膏淋湿热下注成，清浊相混便不清。
小便混浊呈白色，上有浮油如米泔。
尿道热涩有疼痛，排出如脂又如膏。
头昏无力腰酸软，日渐消瘦变体形。
舌苔黄腻舌质红，脉象细弱或濡数。
清利湿热分清浊，萆薢分清饮加味。

5. 劳淋

劳淋脾虚中气陷，肾元亏虚下不固。

小便赤涩不甚剧，　　淋沥不已时作止。
面色潮红五心热，　　遇劳即发精神疲。
舌质淡润脉虚弱，　　舌质红来脉数弦。
脾虚气陷直升提，　　补中益气汤为先。
肾虚不足宜滋养，　　加减知柏地黄汤。

附：尿浊

小便混浊如泔浆，　　尿道无痛为主证。
本病发生脾与肾，　　两脏关系密切真。
脾虚中气必下陷，　　肾虚固摄又无权。
饮食肥甘脾失运，　　酿湿生热邪未清。
蕴结下焦湿热注，　　清浊不分尿浊成。
治宜理脾化湿法，　　萆薢分清饮为宜。
脾虚气陷精下注，　　益气升清补中汤。
肾虚不固下元亏，　　温肾固涩右归丸。
六味地黄汤亦可，　　菟丝子丸效也灵。

附　方

（1）八正车前散加减。常用药：大黄、土茯苓、黄柏、萹蓄、瞿麦、滑石、木通、萆薢、车前子等。伴有寒热起伏、口苦湿热郁蒸、少阳不和者，加柴胡、黄芩、鸭跖草、金银花、连翘，和解清热。腹胀便秘加枳实，并重用大黄通腑清热。湿盛、胸闷、呕恶、苔腻，去大黄、木通，加半夏、苍术。小腹坠胀，配乌药、川楝子。若湿热伤阴者，去大黄，加生地黄、知母、白茅根。

（2）小蓟饮子加减。常用药：小蓟、生地黄、牡丹皮、蒲黄、藕节、栀子、淡竹叶、木通、滑石、甘草、白茅根等。若血多痛甚者，另吞服三七、琥珀粉，化瘀通淋止血。伤阴者，酌加炙龟板、阿胶、墨旱莲、山茱萸，滋阴止血。病久痛感消失属虚者，参照血证篇辨证施治。

(3) 石苇散加减。常用药：石苇、瞿麦、冬葵子、滑石、木通、海金砂、金钱草、虎杖、王不留行、川牛膝等。并可同时配服鱼脑石、琥珀、鸡内金、沉香等粉剂。若便秘者，加大黄、芒硝，软坚通腑。小腹胀痛者，酌加木香、乌药、延胡索、香附，行气通淋。体实伴有瘀滞者，酌加破气活血化瘀药，如桃仁、穿山甲、红花、皂角刺。有尿血者，加大蓟、小蓟、血余炭、藕节。阴伤，舌质红、口干者，加生地黄、麦冬、鳖甲，滋阴软坚。

(4) 萆薢分清饮加减。常用药：萆薢、石苇、车前子、土茯苓、灯心草、石菖蒲、黄柏、莲肉、滑石等。若小便黄赤、热痛明显，配龙胆草、木通、栀子。小腹发胀、尿阻不畅，配乌药、煨益智。阴伤者，去菖蒲，加生地黄、麦冬、知母。尿中有血，加大蓟、小蓟、白茅根、藕节。

(5) 补中益气汤、六味地黄汤加减。常用药：党参、黄芪、白术、山药、熟地黄、茯苓、金樱子、菟丝子、杜仲、煅牡蛎等。如中气下陷、少气懒言、小腹坠胀、小便点滴而下，加升麻、柴胡。阴虚者，加生地黄、山茱萸、龟板；伴有低热，加鳖甲、青蒿；兼有湿热，加知母、黄柏。阳虚、腰膝酸冷、肢冷、舌质淡润、脉沉细，配附子、肉桂、鹿角片。

(6) 补中益气汤加减。常用药：党参、山药、黄芪、白术、升麻、益智仁、芡实、茯苓、莲须等。如肢冷便溏、脾虚及肾者，加制附片、炮姜。尿浊夹血、络伤出血者，酌加小蓟、藕节、阿胶、墨旱莲。兼有湿热者，加黄柏、萆薢，分利下焦。

(7) 六味地黄汤、菟丝子丸加减。常用

药：熟地黄、山药、山茱萸、菟丝子、五味子、金樱子、莲子、芡实、茯苓、泽泻等。偏于阴虚者，加龟板、生地黄；夹有湿热，加知母、黄柏；尿血，加阿胶、小蓟、墨旱莲。偏于阳虚者，加附子、鹿角片、肉桂；夹有尿血者，加炮姜炭、侧柏炭；兼有脾虚气陷者，加党参、黄芪、升麻。

遗精（附阳痿）

遗精须分有无梦，　　　临床治法有不同。
无梦流精谓之滑，　　　有梦遗精方是遗。

病因病理

人体精液藏于肾，　　　宜于封固不能泄。
劳心太过心神损，　　　耗伤心阴虚火亢。
肾水渐亏精不固，　　　肾失封藏发遗精。
恣情纵欲早婚配，　　　房室过度损肾精。
频犯手淫恶习惯，　　　肾精亏耗不能藏。
饮食不节醇酒味，　　　损伤脾胃湿内生。
湿热下注扰精室，　　　不梦遗泄耗真阴。

如《素问》说：“肾者主蛰，封藏之本，精之处也。”凡劳心太过、恣情纵欲，以及嗜食醇酒厚味等原因，均影响肾之封藏。

辨证施治

辨证应分清虚实，　　　初起以实证为多。
日久则以虚证见，　　　注意热象寒象分。

余听鸿曾概括地说：“初起之遗，在相火不静；日久之遗，在气虚不固。”

1. 阴虚火旺

阴虚火旺有梦遗，　　　睡眠不安易醒惊。
头晕心悸神疲乏，　　　阳事易举早泄多。
面颧潮红心烦躁，　　　腰酸膝软伴耳鸣。
舌质偏红无苔现，　　　脉象细数或细弦。
滋阴降火固精法，　　　知柏地黄汤加减。

2. 肾虚不固

肾虚不固梦遗滑，　　　封藏失职下元虚。

甚则滑泄流不禁，　　小便滴沥难尽止。
头晕耳鸣腰酸倦，　　畏寒肢冷又神疲。
舌质淡红苔薄白，　　脉象沉细或沉弦。
补肾固精是根本，　　金锁固精丸加减。

3. 湿热内蕴

湿热内蕴下注行，　　遗精频作无梦多。
小便黄赤涩不爽，　　口苦口干饮不多。
舌质红色苔黄腻，　　湿热之象脉濡数。
清热化湿二妙散，　　萆薢分清饮可加。

附：阳痿

阳事不举或不坚，　　影响正常性生活。
恣情纵欲实太过，　　误犯手淫损肾精。
肾精亏损下不固，　　命门火衰阳事差。
面色苍白头晕眩，　　精神萎靡腰腿酸。
畏寒肢冷苔淡白，　　脉象细弱兼沉迟。
治宜温阳补肾法，　　赞育丹和还少丹。
思虑惊恐伤心肾，　　症见心悸易恐惊。
心烦失眠头晕眩，　　腰酸膝软精神疲。
益肾养心安神法，　　补心丸加益肾方。
湿热下注致遗精，　　阴茎痿软下肢沉。
小便黄赤苔黄腻，　　脉象濡数或濡弦。
治宜清利湿热法，　　龙胆泻肝汤加味。

附　方

（1）知柏地黄汤加减。常用药：山药、山茱萸、生地黄、天冬、玄参、牡丹皮、知母、黄柏等。偏肾阴虚、遗精频作、腰酸耳鸣、舌红少苔，加熟地黄、龟板、五味子。心火偏盛、心烦少寐、口干、舌疮，加黄连、熟酸枣仁、朱灯心等。

（2）金锁固精丸加减。常用药：山药、金樱子、芡实、莲须、龙骨、牡蛎等。兼脾气虚、遇劳遗滑更甚、食少、便溏、自汗，可加党参、黄芪、白术。肾阳虚、阴部有冷感、小腹拘急、阳痿不坚，酌加锁阳、菟丝子、家韭子、补骨脂、鹿角片等。

（3）萆薢分清饮加减。常用药：萆薢、石苇、车前子、茯苓、泽泻、灯心草、黄柏、莲肉等。肝火偏旺、目赤、口苦、茎中痒痛、脉弦数，加龙胆草、栀子、木通等。

（4）还少丹加减。常用药：山药、熟地黄、山茱萸、巴戟天、菟丝子、五味子、肉苁蓉、枸杞子、仙茅、仙灵脾等。若伴心肾气虚、症见心悸易恐者，酌加党参、远志、牡蛎、龙骨等。

（5）补心丸（成药）加入益肾之品，如狗脊、锁阳、菟丝子等。由于思虑、惊恐、损伤心肾所致者，症见心悸易恐、心烦失眠、头晕腰酸、脉细数，治宜益肾养心安神，故用补心丸，加入益肾之品。

（6）龙胆泻肝汤加减。常用药：龙胆草、栀子、黄芩、柴胡、车前子、泽泻、黄柏、木通、萆薢等。如湿热渐清，可用知柏地黄丸加减善后。

癃　闭

癃闭本是排尿难，　　小便闭塞甚不通。
小便点滴而难出，　　排尿不畅者为“癃”。
小便不通有闭塞，　　欲解不得者为“闭”。
病势较缓者称“癃”，　　病势较急者称“闭”。

病因病理

癃闭病位在膀胱，　　病因多因湿热结。
肾元亏虚浊瘀阻，　　膀胱气化不利致。

《素问·灵兰秘典论》说：“膀胱者，州都之官，津液藏焉，气化则能出矣。”

（一）湿热蕴积

膀胱湿热受阻滞，　　或因肾热移膀胱。
过食辛辣及厚味，　　酿湿生热热素盛。
膀胱积热气不利，　　湿热互结熏蒸灼。
致使气化生障碍，　　从而形成癃闭病。

（二）肺热壅盛

肺为五脏之华盖，　　又为水之上源根。
热壅上焦灼肺气，　　津液不布肺失司。
水道通调又不利，　　热从上焦移膀胱。
上焦下焦受热炽，　　热气所盛成癃闭。

（三）肝郁气滞

七情内伤是病因，　　惊恐郁怒刺激深。
肝郁气滞受影响，　　气机不调剧烈疼。
影响三焦水液输，　　运行气化都失常。
水道通调受阻碍，　　形成癃闭是必成。

（四）尿道阻塞

浊精瘀血凝聚成，　或因尿路结石停。
阻塞尿道膀胱间，　也可形成癃闭病。

（五）肾气不充

高年久病肾阳虚，　命门火衰体不强。
膀胱气化致不利，　小便不能正常排。
“无阳则阴无所化”，　或因肾气弱不充。
气化不及到州都，　小便无力为癃闭。

辨证施治

癃闭辨证在膀胱，　小便不畅点滴下。
甚则不通腹剧痛，　无尿少尿历时长。
首先要分清虚实，　膀胱积热和浊阻。
气化不利者属实，　气化不及者属虚。
根据“腑以通为补”，　着重于通的治则。
引起癃闭的原因，　临床审因和论治。

（一）湿热蕴积

小便量少点滴下，　热赤不爽或见闭。
口干不欲多饮水，　少腹胀满大便难。
舌苔根黄舌淡红，　有时黄腻脉细数。
清化湿热多利水，　八正车前散加减。

（二）肺热壅盛

小便点滴而不通，　或有点滴又不爽。
口干烦渴欲多饮，　呼吸急促兼胸闷。
时有咳嗽膹郁证，　舌苔薄黄脉象数。
清肺热邪利水道，　方用清肺饮加减。

（三）气机郁滞

肝失疏泄气不宣，　膀胱气化导不利。

情志忧郁易激动，　　　　多烦喜怒急躁情。
小便突然不通畅，　　　　通而不爽少腹急。
胁腹胀满或疼痛，　　　　精神紧张病情深。
舌苔薄黄或薄白，　　　　舌红无腻脉象弦。
疏肝理气利小便，　　　　柴胡疏肝饮加减。

（四）肾气不充

命门火衰阳气虚，　　　　真阳不足传送失。
小便沥滴又不爽，　　　　排出无力肾气差。
面色苍白神气弱，　　　　腰膝酸楚又乏力。
畏寒怕冷腰以下，　　　　舌质淡薄脉沉细。
补肾温阳通关窍，　　　　济生肾气丸加减。

附　方

（1）八正散加减。常用药：木通、萹蓄、栀子、大黄、甘草、滑石等。如热甚伤阴，口干、舌红少津，加生地黄、麦冬。少腹胀满、欲尿不得，加知母、黄柏、肉桂。

（2）清肺饮加减。常用药：茯苓、黄芩、桑白皮、麦冬、车前子、木通、栀子等。本方黄芩、桑白皮、麦冬等，既能清泄肺热，又能滋养化源，再用车前子、木通、茯苓、栀子等清热通利之品，使小便自通。如心火旺而心烦、舌尖红者，可加黄连、淡竹叶等药。舌红少津、肺阴不足者，再加沙参、白茅根等。

（3）柴胡疏肝饮加减。常用药：柴胡、川楝子、青皮、香附、郁金、乌药、甘草、小茴香、车前子等。并可吞服沉香、琥珀粉。如小便点滴不通、少腹胀闭难忍，可另用麝香粉五厘吞服。

（4）济生肾气丸加减。常用药：附子、山茱萸、肉桂、熟地黄、茯苓、泽泻、牛膝、车前子等。若老年体弱、精血虚衰、神萎、腰脊酸痛，加党参（或红参）、仙茅、鹿角片、仙灵脾、肉苁蓉、沉香。阴津亏耗、低热、心烦、不怕冷、口渴、唇干、舌质红少津、脉细数无力，去附子，加生地黄、麦冬、白茅根。若时欲小便、少腹坠胀、欲解不得，或量少不爽、时时肛坠、似欲大便、神倦气短，兼有中气不足者，宜升清降浊，兼温肾气，用补中益气汤加肉桂、白通草，一升一降，气化得行，小便自通。

腰　痛

腰痛一侧或两侧，　　各种疾病都可得。
肾脏疾病风湿病，　　腰肌劳损类风湿。
脊椎脊髓等病患，　　发生本证亦有关。

病因病理

病因病理两大类，　　内因外因不能离。

1. 寒湿外侵

感受外邪寒湿侵，　　居住湿地卧寒潮。
涉水冒雨劳汗出，　　湿衣裹身当风寒。
经脉受阻血不畅，　　凝聚重着发腰痛。

如《金匮》载："身劳汗出，衣里冷湿，久久得之，腰以下冷痛。"

2. 湿热内蕴

湿热之邪从外侵，　　亦有损伤自内生。
寒湿郁久而化热，　　湿郁热蒸阻经脉。
蕴于腰腑多病变，　　发生腰痛是滞因。

3. 肾虚精伤，劳累过度

素体禀赋又不强，　　或因久病肾虚亏。
年老精血多亏耗，　　劳欲过度肾精伤。
肾精血亏失濡养，　　经脉阻滞致腰痛。

《素问·脉要精微论》载："腰者，肾之府，转摇不能，肾将惫矣。"

4. 气滞血瘀

腰痛病久阻经脉，　　弯腰作业又频繁。
体位不正有影响，　　气血运行又不利。
闪挫跌扑和扭伤，　　气滞血瘀发腰痛。

辨证施治

辨证论治分虚实，　　治宜祛邪通络研。
根据寒湿湿热证，　　瘀血不同分别施。
虚证多见慢性疾，　　反复发作多肾亏。
治宜补肾益精气，　　本虚标实兼夹杂。
临证标本多兼顾，　　虚实主次牢记心。

（一）寒湿腰痛

寒湿滞留经脉阻，　　腰部冷痛重沉着。
活动转侧都不利，　　卧后起床不感舒。
阴雨天气发作剧，　　舌苔白腻脉沉濡。
散寒祛湿温经络，　　独活寄生汤加减。

（二）湿热腰痛

湿热壅阻经不利，　　腰髋疼痛灼热感。
口苦烦热小便赤，　　舌苔黄腻脉濡数。
清热化湿除烦躁，　　四妙丸方来加减。

（三）血瘀腰痛

瘀阻经脉血不畅，　　腰痛如刺又如锥。
痛处固定有不移，　　轻则俯仰多不便。
重则痛剧转侧难，　　痛处拒按不可近。
舌质正常或紫暗，　　或有瘀斑脉细涩。
活血化瘀加理气，　　身痛逐瘀汤加减。

（四）肾虚腰痛

精气亏损腰府空，　　腰部酸软充养差。
腰膝无力绵不已，　　遇劳更甚卧则轻。
偏阳虚者喜温按，　　少腹拘急面㿠白。
四肢不温又怕冷，　　舌苔薄白脉沉细。
偏阴虚者生内热，　　心烦失眠口咽干。
面色潮红五心热，　　舌苔红来脉细数。

偏阳虚者补肾阳，　　　　治法当以右归丸。
阴虚者滋阴补肾，　　　　立法当以左归丸。

附　方

（1）独活寄生汤加减。常用药：独活、桑寄生、干姜、茯苓、苍术、桂枝、怀牛膝、甘草等。痛甚，酌加制川乌、制草乌、细辛。若痛引下肢，加五加皮、蚕砂、薏仁。若兼有风邪，关节酸痛、游走不定，加防风、秦艽。

（2）四妙丸加减。常用药：苍术、黄柏、薏仁、牛膝、防己、川萆薢、海桐皮等。小便有灼热感，加泽泻、车前子。口干、舌质红，加生地黄、白茅根。

（3）身痛逐瘀汤加减。常用药：当归、延胡索、川芎、桃仁、红花、赤芍、炮山甲、五灵脂、地鳖虫、没药、牛膝等。因外伤所致，大便黑漆色或秘者，加制大黄。小便尿血者，加大蓟、小蓟、白茅根。病久体弱消瘦、腰膝无力者，加党参、黄芪、杜仲、狗脊等补益肾气之品。

（4）阳虚者，用右归丸加减，宜补肾助阳。阴虚者，用左归丸加减，宜补肾滋阴。常用药：熟地黄、山茱萸、山药、胡桃肉、枸杞子、狗脊、杜仲、当归等。偏于阳虚者，加附子、肉桂、鹿角片、补骨脂、巴戟天。偏于阴虚者，加龟板、炙女贞子、生地黄。烦热、溲黄、口干口苦者，加知母、黄柏。

虚　劳

虚劳虚损一并称，　　久病不复是病因。
久病体弱脏腑亏，　　气血虚弱积久成。
多种慢性疾病中，　　成为一种虚劳病。
脏腑亏损气血弱，　　积久成劳表现虚。
历代医家有论述，　　理论不断有发挥。
金元时代有认识，　　治疗立法有新招。
前者长于甘温补，　　重在脾胃立法强。
后者善用滋阴派，　　降火单从肝肾医。
清代吴澄《不居集》，　　汇集前人的经验。

《素问·通评虚实论》提出了“精气夺则虚”的理论。《素问·调经论》又提出“阳虚则外寒，阴虚则内热”，进一步说明了虚证有阴虚阳虚的区别。《难经·十四难》指出“五损”的证候和治疗大法，阐明虚损与五脏的关系。《金匮要略》对虚劳另立专篇。

病因病理

体质虚弱劳倦伤，　　先天不足禀不强。
后天失调有影响，　　内伤外感是诱因。
虚中挟实多常见，　　病理变化复杂多。

（一）体质薄弱

禀赋薄弱素不强，　　母体妊娠失调摄。
生后又因喂养失，　　胎儿营养又极差。
后天缺乏营养质，　　或因多病精血亏。
齿发难长骨痿弱，　　体瘦神疲“童子劳”。
或致成年发育时，　　痿弱不振发病多。
阳气阴血多亏耗，　　五脏内伤成虚劳。

（二）饥饱不调

饥饱不调劳过度，　　损伤脾胃气不和。
化生精微生气血，　　来源不足影响深。
不能调养于脏腑，　　充实营卫更不能。
反复不愈伤脾胃，　　病势日深本病成。

（三）烦劳过度

早婚生育过伤精，　　过多劳动心肾伤。
心肾受伤五脏弱，　　脏阴亏损虚劳成。
瘀血凝结肝脾损，　　瘀久不去“干血劳”。

辨证施治

虚劳证候虽多繁，　　大致归纳气血虚。
阴虚阳虚四大类，　　症状结合辨证施。
“虚者补之”是大法，　　“损者益之”原则强。
病理属性为着眼，　　采取温阳补气治。
滋阴养血等方法，　　尤为必要的措施。

（一）气虚

1. 肺气虚

短气自汗肺气虚，　　咳嗽无力痰清稀。
时寒时热易感冒，　　语言低微精神疲。
肢体无力头昏眩，　　舌苔淡白脉软弱。
益气固表扶正气，　　补肺汤中来加减。

2. 脾气虚

脾气虚来则食少，　　倦怠无力大便溏。
腹部胀坠脱肛感，　　面足虚浮气血差。
面色萎黄无泽润，　　舌淡苔薄脉细弱。
益气健脾治疗法，　　参苓白术散来加。

（二）血虚

1. 心血虚

心血虚少面无华，　　失眠多梦睡不佳。
心慌动悸频发作，　　怔忡健忘头晕花。
肌肤枯糙少血色，　　舌淡苔薄脉细沉。
养心安神补气血，　　归脾汤用效亦灵。

2. 肝血虚

肝血虚少头晕花，　　目眩耳鸣体肢麻。
筋脉拘急胁肋痛，　　惊惕不安睡不宁。
肝血不足损冲任，　　妇人月经多不调。
面色㿠白舌质淡，　　苔薄无腻脉细弦。
补血养肝活血法，　　加减应用四物汤。

（三）阴虚

1. 肺阴虚

干咳少痰肺阴虚，　　咽燥口干甚失音。
面颧潮红五心热，　　低热盗汗心发慌。
舌质光红少津液，　　脉象细数无力形。
养阴清热润肺燥，　　沙参麦冬汤加减。

2. 心阴虚

心悸失眠心阴虚，　　烦躁盗汗口舌疮。
心烦不宁多善惊，　　少睡多梦面潮红。
舌质红绛脉细数，　　神疲健忘记不清。
滋阴清火宁心法，　　养心安神补心丹。

3. 脾胃阴虚

脾胃阴虚口干燥，　　不思饮食大便干。
腹部灼热似隐痛，　　心嘈如饥不欲食。
干呕呃逆面潮红，　　口舌有糜点不均。
红绛无津脉细数，　　养胃健脾益胃汤。

4. 肝阴虚

肝阴虚弱头痛晕，　　耳鸣目干畏光侵。
急躁易怒视力糊，　　筋惕肉瞤有震颤。

舌干红紫面潮红，　　脉象细数阴液亏。
滋养肝阴潜阳法，　　降火加减补肝汤。

5. 肾阴虚

肾阴虚亏有耳鸣，　　耳聋失音面潮红。
腰膝酸软梦遗滑，　　两足痿软步难行。
舌红少津脉沉细，　　真阴枯涸的象征。
补肾扶元滋阴火，　　大补元煎补阴丸。

（四）阳虚

阳虚特征面色苍，　　形寒肢冷怕风寒。
手足不温冷汗出，　　精神疲倦气息微。

1. 脾阳虚

脾阳虚者腹胀冷，　　腹痛肠鸣大便溏。
完谷不化运不健，　　生冷油腻不适当。
恶心呕吐兼呃逆，　　面色萎黄或苍白。
下肢为甚有浮肿，　　舌淡苔白脉细沉。
温中健脾促运化，　　附子理中汤加减。

2. 肾阳虚

肾阳虚者腿足冷，　　下利清谷肢恶寒。
腰脊酸痛尿常频，　　阳痿早泄梦遗精。
腹痛肠鸣五更泻，　　面色苍白语声低。
舌质淡胖苔薄白，　　脉象多已现沉迟。
温补肾阳养精血，　　加减须用右归丸。

附　方

（1）补肺汤加减。常用药：人参、黄芪、桑白皮、紫菀、熟地黄、五味子。自汗不止者，合牡蛎散，益气固表以敛汗。气阴两亏、症见潮热者，可用黄芪鳖甲散，益气和营而除虚热。

（2）参苓白术散加减。常用药：人参、白术、茯苓、甘草、山药、扁豆、莲肉、薏仁等。如清气下陷，便泄不止者，加升麻、柴胡以升清气。如脾阳已虚，腹痛即泻者，加肉桂、炮姜，以温中散寒。

(3) 归脾汤加减。常用药：党参、白术、甘草、当归、龙眼肉、酸枣仁、远志、木香、生姜、大枣等。

(4) 四物汤加味。常用药：当归、白芍、熟地黄、川芎等。眩晕、耳鸣者，加女贞子、磁石、牡蛎等，以育阴潜阳。惊惕不安者，加酸枣仁、远志、龙齿等，以镇心安神。肝病胁痛者，可酌加柴胡、郁金、香附等，以疏肝解郁。

(5) 沙参麦冬汤加减。常用药：沙参、麦冬、玉竹、桑叶、天花粉、甘草等。如潮热，加地骨皮、银柴胡、鳖甲等。盗汗，加牡蛎、淮小麦、糯稻根等。咳血，加阿胶、炙百部、川贝母等。

(6) 天王补心丹加减。常用药：生地黄、天冬、麦冬、玄参、丹参、当归、远志、酸枣仁、柏子仁、茯苓等，以养心安神。可加人参补心气，五味子敛心液，桔梗引药上行。火旺而烦躁不安、口舌生疮者，可加黄连、木通、竹叶等。

(7) 益胃汤加减。常用药：沙参、麦冬、生地黄、玉竹，滋养阴液，加冰糖具有养胃和中之意，大便燥结可改用白蜜冲服。如口糜、呃逆，加人参须、石斛，扶胃养气，再加刀豆子、柿蒂等降逆止呃。总之，脾胃阴伤者不宜用温燥药。

(8) 补肝汤加减。常用药：当归、川芎、白芍、熟地黄，养血柔肝，配酸枣仁、木瓜、麦冬、甘草等，以滋养肝阴。如头痛、眩晕耳鸣较重，或筋惕肉瞤者，加石决明、菊花、钩藤等，平肝潜阳。目干涩、畏光，甚至视物不清者，加枸杞子、女贞子、决明子、菊花等，以养肝明目。

（9）大补元煎、大补阴丸加减。常用药：人参、山药、枸杞子、熟地黄、杜仲、当归、山茱萸、炙甘草等，以大补元气，兼养阴血。大补阴丸可加龟板、熟地黄、知母、黄柏，以滋阴泻火。遗精或多尿者，再加龙骨、牡蛎、金樱子、莲须等，固肾止遗。

（10）附子理中汤加减。常用药：党参、白术、甘草、干姜、附子等。方中附子辛温助阳，干姜温中散寒，党参、白术、甘草益气健脾，以助温运之力。如腹痛便泻不止，可加煨益智、肉豆蔻以温肾止泻。如食后呕吐，可加半夏、陈皮，以和中降逆。

（11）右归丸加减。常用药：熟地黄、山药、山茱萸、枸杞子、杜仲、菟丝子、附子、鹿角胶、当归、肉桂等。如下利清谷不止，则着重助阳益气，须除去补养精血之药，加入人参、黄芪、白术、甘草之类。

消　渴

消渴多由肺胃肾，　　三脏热灼阴伤亏。
口渴多饮上消症，　　多食善饥为中消。
小便量多下消见，　　无力消瘦为特征。

《内经》认为“五脏皆柔弱”以及“数食甘美而多肥”的人易得本病。根据发病因素和临床表现不同而有“消渴”、“消瘅”、“膈消”、“肺消”、“消中”、“食亦”等名称。《外台》指出小便味甜为本病的特征。《古今录验》说：“渴而饮水多，小便数，有脂似麸片并甜者，皆是消渴病也。”《巢氏病源》载：“其病变多发痈疽。”《三消论》载：“夫消渴者，多变聋盲、疮癣、痤痱之类。”《医学心悟》中说：“多饮为上消，消谷善饥为中消，口渴小便如膏者为下消。”今天我们仍然沿用这一分类。

病因病理

消渴病因体不强，　　素体阴虚五脏弱。
饮食不节疲劳甚，　　情志失调是诱因。

（一）饮食不节

醇酒厚味过肥甘，　　形体日见肥胖增。
久则脾胃运失职，　　积热内蕴燥伤津。
消化水谷故善饥，　　胃火上蒸灼肺阴。
肺失敷布营养少，　　精微不得荣周身。
无力日见身消瘦，　　进而损耗亏肾阴。
导致肾阴不足致，　　固摄无权发消渴。

《医门法律》说：“肥而且贵，醇酒厚味，孰为限量哉，久之食饮酿成内热，津液干涸……

愈消愈渴，其膏粱愈无已，而中消之病遂成矣。”

（二）情志失调

精神刺激常郁怒，　　郁而日久化火生。
消灼肺胃之阴津，　　以致肺燥胃热成。
治节失职敷无能，　　阴虚阳亢发消渴。

如刘河间说：“消渴者……耗乱精神，过违其度之所成也。”

（三）劳欲过度

房事不节劳逸伤，　　肾精耗损体阴虚。
五脏素弱心失养，　　肾阴不足肾水亏。
水亏火旺蒸肺胃，　　肾失固摄精下注。
以致肾虚肺燥成，　　胃热亢甚发消渴。

辨证施治

辨证施治消渴病，　　三多症状为特征。
口渴多饮上消症，　　治宜润肺清胃热。
多食善饥为中消，　　治宜清胃滋肾阴。
多尿为主属下消，　　治宜滋肾养肺津。
初起多属燥热主，　　病程较长则阴虚。

（一）上消

燥热伤肺属上消，　　肺津不足被灼伤。
口干舌燥烦渴饮，　　尿量频多病热深。
舌边尖红苔薄黄，　　脉象洪数实有力。
消肺润燥生津液，　　人参白虎合消渴。

（二）中消

热郁于胃属中消，　　消谷灼津食亦多。
多食善饥腹中空，　　嘈杂烦热汗出多。
胃热炽盛精神亢，　　形体消瘦大便干。

舌苔黄燥胃火极，　　脉象滑实而有力。
清胃泻火养阴液，　　玉女煎方来加减。

（三）下消

肾虚精亏属下消，　　固摄无权尿量多。
小便频数无次数，　　尿如膏脂或尿甜。
口干舌燥渴多饮，　　五心烦热面颧红。
头昏乏力腰膝软，　　舌质红而脉细数。
滋阴补肾生津液，　　六味地黄汤加减。

附方

（1）人参白虎汤加减。常用药：黄连、天花粉、生地黄、北沙参、麦冬、石斛、地骨皮、知母、鲜芦根等。

（2）玉女煎加减。常用药：生地黄、玄参、生石膏、黄连、天花粉、麦冬、石斛、知母、黄芩、鲜芦根等。

（3）六味地黄汤加减。常用药：生熟地黄、山茱萸、山药、牡丹皮、五味子、枸杞子、茯苓等。如尿多而浑，加覆盆子、菟丝子、桑螵蛸。伴有气虚者，加党参、黄芪等。

血　证

血液不循常道出，　上溢于口鼻诸窍。
下出于二阴体外，　抑或渗出于肌肤。
不同部位出血证，　统称血证的病名。

《灵枢·决气篇》载：“中焦受气取汁，变化而赤是谓血。”又说：“心主血，肝藏血，脾统血。”这些说明血为水谷精微变化而成，其生化于脾，藏受于肝，总统于心，宣化于肺，化精于肾，运行在血脉之中，环周不息，营养全身肌筋骨骼脏腑。

病因病理

出血病因虽繁多，　归纳火盛与气虚。
若因各种急慢疾，　导致脏腑之内伤。
气血失调有影响，　阴阳有所偏盛衰。
不能循经而运行，　溢出脉道为血证。

如《景岳全书》说：“动者多由于火，火盛则迫血妄行；损者多由于气，气伤则血无所藏。”气为血帅，血随气行，或火旺而气逆血溢，或寒凝而气滞血瘀。

（一）外感寒邪

外感风寒肺燥热，　风热相搏肺失清。
肺络受伤致咳血，　咯血吐血清窍炎。
风热湿毒侵营血，　迫血妄行溢脉外。
或渗于肌肤之间，　可见皮肤现紫癜。

如《临证指南》说：“若夫外因起见，阳邪为多，犯是证者，阴分先虚，易受天之风热燥火也。”

（二）酒热辛肥

嗜酒无度伤及身，　　恣食辛辣煎炸肥。
积蓄胃阳郁蒸热，　　阳明热盛灼胃络。
热迫血逆致吐血，　　胃火循经而上炎。

导致齿血鼻衄生。如《临证指南》说："酒热戕胃之类，皆能助火动血。"

（三）劳倦内伤

劳倦内伤身体弱，　　情志抑郁伤肝脾。
脾气虚弱不生血，　　肝气虚弱不能藏。
统血摄血无权衡，　　吐血便血衄血倾。

（四）郁怒忧思

郁怒忧思受刺激，　　志火内燔可动血。
郁怒伤肝气化火，　　横逆犯胃胃络伤。
肝火循经直犯肺，　　咳血衄血势必深。
忧思太过损心脾，　　心火亢盛伤肾阴。
热移膀胱致尿血，　　脾不统血便血生。

辨证施治

血证辨证病因多，　　分清性质虚与实。
不同部位出血象，　　结合脏腑治不难。

（一）咳血

咳血多由肺而来，　　必经气道咳出来。
痰血相兼有时出，　　或者痰中带血丝。
纯血鲜红夹泡沫，　　亦有不咳而咯出。
谓之咯血和咳血，　　临床治疗有区别。

1. 风热伤肺

风热伤肺咳喉痒，　　痰中带血口鼻干。
身热舌红苔薄黄，　　脉象浮数或滑数。
清热润肺宁止血，　　桑杏汤中来加减。

2. 肝火犯肺

肝火犯肺咳阵作，　　痰中带血见鲜红。
咳时胸胁有牵痛，　　烦躁易怒大便干。
面赤口渴舌质红，　　苔薄黄来脉弦数。
清肺平肝和络血，　　泻白散合黛蛤散。

（二）衄血

衄血是指鼻齿龈，　　耳舌皮肤现血形。
不因外伤出血病，　　出血部位各不同。

《张氏医通》认为：“衄血种种，各有所从，不独出于鼻者为衄也。”衄血是血液不循常道，上溢于口鼻诸窍，渗出于体外。鼻为肺窍，龈属胃络，肺胃热盛，迫血妄行，或肝肾阴虚，虚火上炎，损伤脉络，血上逆于清道，而成衄血。

1. 肺热

肺热鼻燥衄血出，　　口干咽燥咳呛成。
兼有发热郁于里，　　血热妄行上窍循。
风热之邪上受肺，　　脉数苔薄舌质红。
清泄肺热凉止血，　　桑菊饮加牡丹皮。

2. 胃热

胃热鼻衄或齿衄，　　血色鲜红渴多饮。
胃火上蒸多口臭，　　胸闷不适大便秘。
阳明热盛灼阴液，　　舌红苔黄脉弦数。
清热泻火凉止血，　　方用石膏地黄煎。

3. 气血亏虚

气血亏虚鼻齿衄，　　甚则皮肤现瘀斑。
神疲乏力面㿠白，　　头晕耳鸣睡不宁。
心悸失眠多健忘，　　脉细无力舌淡红。
补气摄血治为上，　　十全大补合归脾。

（三）吐血

吐血血由胃而来，　　甚则盈碗从口倾。

若是血随呕吐出，　　　血色紫黯夹食渣。
胃络受伤引出血，　　　亦称呕血在临床。

如《诸病源候论》说："上焦有邪则伤诸脏，脏伤则血下入于胃，胃得血则闷满气逆，气逆故吐血也。"由此可见，不论何种原因，皆能直接地或间接地导致胃络受伤，使血从口中而出。

1. 胃中积热

胃中积热脘腹胀，　　　吐血鲜红或紫黯。
夹有食物和残渣，　　　口臭便秘大便黑。
胃热耗津脉络损，　　　舌红苔黄脉滑数。
清热泻火兼止血，　　　泻心汤合十灰散。

2. 肝火犯胃

肝火犯胃有吐血，　　　血色鲜红或带紫。
口苦胁痛易善怒，　　　寐少多梦烦不宁。
肝火上逆阴液耗，　　　舌质红绛脉弦数。
清肝泻火清胃热，　　　龙胆泻肝汤加减。

（四）便血

便血血从大便下，　　　便前便后或单纯。
便血应辨远和近，　　　肠风下血和脏毒。
先血后便称近血，　　　结肠直肠等部位。
先便后血谓之远，　　　为上消化道出血。
前者血色黑漆便，　　　后者血色为暗红。

《金匮要略》有远血、近血之分。《景岳全书》指出："血在便后者其来远，远者或在小肠，或在胃。"又说："血在便前来者其来近，近者在大肠，或在肛门"。后来以血色之清浊，而立肠风、脏毒之名。如《证治要诀》说："血清而色鲜者为肠风，浊而黯者为脏毒。"大便色黑或紫黯为远血，而便血鲜红为近血。

1. 脾胃虚寒

脾胃虚寒便血紫，　　　脾不统血中气虚。

腹痛隐隐喜热饮，　　神疲乏力和懒言。
面色无华大便溏，　　舌质淡红脉细弱。
健脾温中补气血，　　黄土汤中来加味。

2. 湿热蕴蒸

湿热蕴蒸下血鲜，　　肠胃积热注大肠。
先血后便便不畅，　　传导不利气失常。
饮酒嗜辛积湿热，　　舌苔黄腻脉濡数。
祛湿和营清热法，　　赤小豆当归散用。

（五）尿血

尿血是指小便血，　　小便中混有血液。
伴有血块夹杂下，　　多无疼痛之感觉。
血淋点滴有涩痛，　　其痛难忍不一般。
一般以痛为血淋，　　尿血不痛为特征。
尿血多因下焦热，　　热蓄于肾与膀胱。
但有心肝上火旺，　　亦能下移于膀胱。
损伤脉络致营血，　　营血妄行成尿血。
或因脾肾两虚弱，　　固摄无权致尿血。

1. 火旺阴亏

火旺阴亏小便短，　　热蓄膀胱尿带血。
肾与膀胱热熏灼，　　目眩耳鸣腰腿酸。
阴虚阳浮扰清窍，　　舌质红来脉细数。
滋阴清火凉止血，　　知柏地黄小蓟饮。

2. 脾肾两亏

脾肾两亏小便频，　　频频带血其色红。
饮食减少精神倦，　　面色萎黄腰腿酸。
头晕耳鸣肢乏力，　　舌质淡红脉虚弱。
健脾益气补肾精，　　补中益气汤加减。

附　方

（1）桑杏汤加减。常用药：桑叶、杏仁、沙参、川贝母、淡豆豉、栀子、梨皮等。本方桑叶、杏仁、川贝母清热润肺，沙参、梨皮润肺生津，淡豆豉、栀子解表退热。如无发热者，淡豆豉可除去，并加入白茅根、牡丹皮、茜草等凉血止血。

（2）泻白散合黛蛤散加味。二散合用有清肺平肝的作用，可加入鲜生地黄、牡丹皮、黄芩、白茅根、藕节、仙鹤草等凉血止血药物。

（3）桑菊饮加减。常用药：桑叶、菊花、连翘、薄荷、桔梗、杏仁、芦根、甘草等。加牡丹皮、白茅根、墨旱莲，以凉血止血。如血去阴伤，口渴、舌红，加玄参、麦冬等以滋阴凉血。如肝火偏旺、头痛目赤，加龙胆草、黄连、栀子以清肝泻火。

（4）石膏地黄煎加减。常用药：石膏、生地黄、麦冬、知母、牛膝等。本方加栀子、牡丹皮，以清胃泻火凉血。如大便秘结，加大黄、瓜蒌，以通腑、引热下行。

（5）十全大补汤。常用药：熟地黄、白芍、当归、川芎、党参、白术、茯苓、甘草、黄芪、肉桂。

（6）归脾汤。常用药：党参、黄芪、白术、茯神、酸枣仁、桂圆肉、木香、当归、炙甘草、远志、生姜、大枣。

（7）泻心汤合十灰散加减。泻心汤用大黄、黄连、黄芩，苦寒泻火。十灰散用茜草、侧柏叶、牡丹皮、大蓟、小蓟等，凉血止血，兼能化瘀。方中大黄为治胃有实热而吐血的要药。《血证论》说："大黄一味，能推陈致新……既速下降之势，又无遗留之邪。"

（8）龙胆泻肝汤加减。常用药：龙胆草、黄芩、栀子、泽泻、木通、车前子、当归、柴胡、甘草、生地黄。如吐血不止者，加花蕊石或三七，以化瘀止血。

（9）黄土汤加减。常用药：灶心土、甘

草、生地黄、白术、附子、阿胶、黄芩等。可加入地榆、槐米止血，炮姜温阳止血。若下血日久未止、怯寒神疲，或肛门下坠、舌淡红、脉细弱者，为虚气下陷，可用补中益气汤，以补气升阳。

（10）赤小豆当归散合地榆散加减。常用药：黄芩、黄连、茯苓、栀子、赤小豆、地榆、茜草、当归。方中黄芩、黄连、栀子以清热，茯苓、赤小豆以利湿解毒，地榆、茜草、当归以止血养血。全方具有祛湿和营、清热止血的作用。

（11）知柏地黄丸。常用药：知母、黄柏、熟地黄、山茱萸、山药、牡丹皮、泽泻、茯苓。本方为滋阴降火之剂。

（12）小蓟饮子。常用药：生地黄、小蓟、滑石、通草、蒲黄、淡竹叶、藕节、当归、栀子、炙甘草。本方有凉血滋阴、清利膀胱的作用。

（13）补中益气汤加减。常用药：人参、白术、黄芪、甘草、当归、陈皮、升麻、柴胡。本方补气以摄血。如日久尿血不止者，可加牡蛎、龙骨、金樱子之类。

头　痛

头痛本是常见症，　　见于急慢性病中。
祖国医学有记载，　　还有头风脑风称。

《证治准绳》说："医书多分头痛、头风为二门，然一病也，但有新久去留之分耳。浅而近者名头痛，其痛卒然而至，易于解散速安也；深而远者为头风，其痛作止不常，愈后遇触复发也，皆当验其邪所从来而治之。"

病因病理

故头为"清阳之府"，　　"诸阳之会"上于巅。
又为脑髓之所在，　　五脏六腑之气血。
总上会聚于头部，　　外感四时之邪气。
脏腑内伤其气血，　　都可发生头痛症。

（一）外感

外感风寒湿热邪，　　风邪为主易于侵。
若风挟寒寒凝滞，　　阻遏脉络血郁成。
风挟热邪热上扰，　　气血逆乱致头痛。
风挟湿邪蒙清窍，　　清阳不升发头痛。

（二）内伤

情志内伤恼怒生，　　肝气郁结失条达。
气郁化火阳上亢，　　上扰头目而头痛。
火盛灼阴肝肾亏，　　肝肾阴亏致头痛。

辨证施治

头痛辨证须求因，　　性质程度要分清。
病势较剧无休止，　　多属实证外邪侵。

病势较缓时作止，　　内伤为多阴血虚。
痰浊瘀血有头痛，　　多为虚中挟实多。
标实本虚亦常见，　　治疗标本缓急分。

（一）外感

1. 风寒头痛

多发风吹受寒侵，　　起病较急头痛甚。
鼻塞流涕恶风寒，　　痛连项背拘急收。
形寒畏风喜裹头，　　舌苔薄白脉浮紧。
疏风散寒治疗法，　　川芎茶调散加减。

2. 风热头痛

风热上干扰清空，　　头胀头痛似裂缝。
恶风发热面赤红，　　口干口渴欲多饮。
鼻流浊涕有灼热，　　大便秘结小便黄。
风热上受侵阳明，　　脉数苔黄舌质红。
祛风清热桑菊饮，　　芎芷石膏汤加减。

3. 风湿头痛

风湿头痛痛如裹，　　外感风湿蒙清窍。
湿困脾阳中焦阻，　　肢体困重胸纳呆。
湿邪偏甚其征象，　　舌苔白腻脉象濡。
祛风胜湿治疗法，　　羌活胜湿汤加减。

（二）内伤

1. 肝阳头痛

内伤肝阳致头痛，　　肝阳上亢扰头目。
头晕胀痛精神紧，　　心烦易怒睡不安。
面红口干不欲饮，　　脉弦细数苔薄黄。
平肝潜阳治为主，　　天麻钩藤饮加减。

2. 痰浊头痛

痰浊头痛眩晕重，　　痰浊上扰蒙清阳。
胸腹满闷不适感，　　恶心呕吐带痰涎。
清阳不升痰浊盛，　　舌苔白腻脉滑实。
化湿祛痰和降逆，　　半夏白术天麻汤。

3. 瘀血头痛

瘀血头痛如锥刺，　　脉络不通血阻滞。
头痛屡发有定处，　　经久不愈外伤史。
本证多见脑震荡，　　顽固头痛后遗症。
血瘀气滞脉络阻，　　舌有瘀斑脉细涩。
活血化瘀通脉络，　　通窍活络汤加减。

4. 血虚头痛

血虚头痛痛且昏，　　营养亏虚不上荣。
神昏乏力和心悸，　　气色萎黄面少华。
妇女多产损气血，　　月经过多耗伤营。
久病体虚贫血症，　　舌质淡红脉细沉。
滋阴养血治为本，　　四物汤中来增减。

附　方

（1）川芎茶调散加减。常用药：川芎、荆芥、薄荷、羌活、细辛、白芷、甘草、防风等，辛温上行、疏散风寒以治头痛。

（2）芎芷石膏汤加减。常用药：桑叶、菊花、川芎、白芷、生石膏、黄芩、白蒺藜、栀子、蔓荆子等。如热甚者，可加制大黄、苦丁茶以通腑泄热。

（3）羌活胜湿汤加减。常用药：羌活、蔓荆子、川芎、防风、藁本，以祛风燥湿，药性辛温上行，为治疗头痛之主药。湿重而胸闷纳呆者，可加苍术、厚朴、枳壳、陈皮等，以燥湿宽中。

（4）天麻钩藤饮加减。常用药：钩藤、天麻（或白蒺藜、决明子）、石决明（或珍珠母）、桑叶、菊花、怀牛膝、黄芩、磁石等。如肝火旺盛、头角胀痛甚，面部潮红、目赤口苦，加龙胆草、栀子、夏枯草等，或加服龙胆泻肝丸。素体阴虚，肝肾不足，头痛眩晕久发，目涩、腰酸无力、脉细弦，酌加生熟地、何首乌、枸杞子、女贞子、杜仲、桑寄生等滋养肝肾药。

(5) 半夏白术天麻汤加减。常用药：半夏、白蒺藜、炒苍术、白术、陈皮、茯苓等。胸闷、舌苔厚白，加厚朴。干呕、吐涎沫、头痛，加吴茱萸、生姜。痰浊久郁化热、口苦、舌苔黄浊、大便不畅者，去白术，加陈胆星、黄芩、枳实。

(6) 通窍活血汤加减。常用药：方中以红花、桃仁、赤芍、川芎活血化瘀为主。久病血虚者加当归、地黄。气虚者加黄芪。痛甚者加全蝎、地龙之类。

(7) 加味四物汤加减。常用药：熟地黄、当归（或丹参）、川芎、白芍、何首乌、枸杞子、菊花、蔓荆子等。如伴有心悸不寐，应配熟酸枣仁、桂圆肉、远志等养心安神。兼有气虚，可加党参、黄芪、白术等补气生血。

眩　晕

眩晕病人自觉感，　　二者常同一并见。
眩是眼花视物黑，　　晕为旋转如车船。
轻者闭目即可止，　　重才恶心呕吐涎。
汗出肢冷似休克，　　甚则昏倒等症见。

《素问·至真要大论》有“诸风掉眩，皆属于肝”之说，指出眩晕可因肝风内动而发生。《河间六书》认为是风火为患，有“风火皆阳，阳多兼化，阳主乎动，两阳相搏，则为之旋转”的论述。《丹溪心法》有“无痰不作眩”之说，提出“治痰为先”的方法。《景岳全书》有“无虚不作眩”之说，认为在治疗上“当以治虚为主”。这些理论从各个不同的角度阐发了眩晕的病因病理，指导着临床。

病因病理

（一）肝阳上亢

肝阳上亢发眩晕，　　平素阳盛之体征。
或因情志不舒适，　　长期忧郁及恼怒。
气郁化火肝阴耗，　　风阳升动扰清空。
肾阴亏损肝失养，　　肝阴不足肝阳亢。
情志不调是关键，　　上扰清空发眩晕。

（二）痰浊中阻

痰浊中阻发眩晕，　　素体肥胖现体征。
恣食肥甘伤脾胃，　　运化失司滞中焦。
水谷不化精微少，　　聚湿生痰浊中阻。
痰湿交阻阳不升，　　浊阴不降发眩晕。

（三）肾精不足

肾精不足素体亏，　　先天不足后失养。
房事不节伤过度，　　导致肾精亏耗深。
生髓不足脑失养，　　髓海不足发眩晕。

如《灵枢·海论》说："髓海不足则脑转耳鸣，胫痠眩冒……"

（四）气血亏虚

气血亏虚体欠佳，　　久病不愈损气血。
或因失血而不复，　　脾胃虚弱受纳差。
不能健运消水谷，　　化生血源影响深。
气虚则清阳不展，　　血虚则脑失所养。
精神疲惫肢体弱，　　气虚血弱发眩晕。

辨证施治

辨证根据临床见，　　头目昏花视物旋。
行走头重脚轻感，　　重者发作不能立。
恶心欲呕吐涎沫，　　轻者闭目静卧安。
治疗应辨虚与实，　　归纳如下四类型。

（一）肝阳上亢

肝阳上亢扰头目，　　眩晕耳鸣头胀痛。
烦劳恼怒病增剧，　　急躁易怒面潮红。
少寐多梦口干苦，　　舌红苔黄脉象弦。
平肝潜阳清熄风，　　天麻钩藤饮加减。

（二）痰浊中阻

痰浊中阻浊内蕴，　　上蒙清阳发头晕。
头重如裹胸脘闷，　　目视黑色昏如蒙。
泛泛欲呕吐涎沫，　　食少多寐精神疲。
痰浊蒙蔽清阳证，　　舌苔白腻脉濡滑。
燥湿祛痰健脾胃，　　半夏白术天麻汤。

（三）肾精不足

肾精不足禀赋差，　　　肾亏精伤阴及阳。
阴阳两虚眩晕作，　　　神疲健忘腰膝酸。
失眠多梦视力减，　　　阳痿遗精伴耳鸣。
偏于阳虚肢不暖，　　　偏于阴虚五心烦。
阳虚舌淡脉沉细，　　　阴虚舌红脉细弦。
阳虚补肾助阳法，　　　方药当以右归丸。
阴虚补肾滋阴法，　　　方用知柏地黄丸。

（四）气血亏虚

气血亏虚营养差，　　　头晕眼花精神倦。
心悸失眠又多梦，　　　神疲懒言纳食减。
唇色不华面苍白，　　　舌质淡红脉细弱。
补养气血健脾胃，　　　方用归脾汤加减。

附　方

（1）天麻钩藤饮加减。常用药：天麻、白蒺藜、钩藤、石决明、桑叶、珍珠母、怀牛膝、豨莶草。如肝火偏旺、面红、目赤、口苦、脉弦甚，酌加龙胆草、栀子、黄芩、夏枯草等清肝。兼肝肾阴虚，病史较久，眩晕时发、神倦、舌质红、脉细弦，酌加枸杞子、何首乌、生地黄、女贞子、白芍等滋养肝肾。如肝阳化风、风阳上扰，伴有唇舌肢指发麻、手抖、震颤、肌肉跳动等症，酌加龙骨、牡蛎、山羊角、地龙等，熄风潜阳。

（2）半夏白术天麻汤加减。常用药：半夏、陈皮、苍术、白术、茯苓、天麻、泽泻等。呕吐甚者，加代赭石。痰郁化热，舌苔黄腻，脉象滑数，胸闷且烦，去苍术、白术，酌加黄芩、陈胆星、竹茹、桑白皮、半夏（用竹沥制）。心烦不寐加黄连、莲子心以清心火。

(3) 右归饮加减。常用药：熟地黄、山药、山茱萸、枸杞子、何首乌、桑寄生、胡桃肉、煅磁石等。偏阴虚有热，消瘦、舌质红、两目干涩、口干、脉细数者，酌加生地黄、龟板、女贞子、墨旱莲、知母、黄柏等。偏阳虚，面肢虚浮、畏寒怕冷、舌质淡白者，宜去首乌，酌加附子、肉桂、仙茅、仙灵脾、巴戟天等温肾助阳药。

(4) 归脾汤加减。常用药：党参、白术、黄芪、炙甘草、当归、白芍、大枣、夜交藤、远志、茯神、陈皮等。若脾运失健，大便溏，当归宜炒用，并酌加山药、神曲、煨木香。血虚征象显著者，加阿胶，重用黄芪，补气生血，并可另服紫河车粉。

失眠（附多寐、健忘）

失眠是指睡眠差，　时睡时醒入睡难。
轻者入眠艰难稳，　重者彻夜不能眠。
古代文献有记载，　称为“不寐”、“不得眠”。
现代医学新认识，　见于神经官能症。
慢性疾病身体弱，　影响贫血势必深。
常见头晕和头痛，　心悸健忘多失眠。

病因病理

（一）思虑太过

思虑劳倦过失调，　伤及心脾损气血。
血液耗伤心失养，　心神不安致失眠。

《类证治裁》说：“思虑伤脾，脾血亏损，经年不寐。”可见，心脾不足而致失眠的关键在于血虚。

（二）素体虚弱

素体不强久病虚，　禀赋不足先天差。
脏腑失调功不健，　气血虚亏不养心。
肾阴耗伤阴不升，　阴不上承于心阳。
心火独亢神恍惚，　心神不宁致失眠。

正如《古今医统》所说：“有因肾水不足、真阴不升而心火独亢不得眠者。”

（三）饮食不节

饮食不节胃肠伤，　嗜食辛辣和煎炸。
肥甘油腻积肠胃，　肠胃宿食滞停留。
积湿生痰酿成热，　痰热上扰卧不安。

《张氏医通》指出："脉滑数有力不眠者，中有宿滞痰火。"乃属实证。

辨证施治

失眠辨证分虚实，证候表现有不同。
虚证多由血不足，重在心脾及肝肾。
实证多因痰热扰，壅遏胃腑扰心神。

（一）心脾两虚

心脾两虚气血亏，心神失养致失眠。
多梦易醒常健忘，倦怠无力又神疲。
心悸怔忡像恍惚，纳食无味面少华。
血少气衰精神萎，舌淡苔薄脉细弱。
培益心脾补气血，方用归脾汤加减。

（二）阴虚火旺

阴虚火旺肾阴亏，心烦不寐多失眠。
头晕耳鸣健忘证，五心烦热面颧红。
口干津少咽干燥，心悸腰酸有梦遗。
证为阴虚有热象，舌质红来脉细数。
滋补肾阴降心火，天王补心丹加减。

（三）痰热内扰

痰热内扰致失眠，热痰阻胃扰心神。
头痛胸闷失眠证，心烦懊侬睡不安。
心烦口苦肢体重，头晕目眩见痰多。
热痰被蒙清阳证，舌苔而黄脉滑数。
化痰清热和胃神，主方加味温胆汤。

附一：多寐

多寐不分昼夜眠，时时欲睡呼之醒。
醒后又睡并不难，"嗜眠"、"嗜卧"故人称。

李东垣说："脾气虚则怠惰嗜卧。"朱丹溪

提出："脾胃受湿，沉困乏力，怠惰嗜卧。"说明多寐常由脾虚湿胜所引起。此外，亦可见于病后或高年阳气虚弱者。其病理变化总属阴盛阳虚所致。

（一）痰湿困脾

痰湿困脾体肥胖，　　胸闷纳少又痰多。
泛恶身重嗜睡证，　　舌苔白腻脉多濡。
治宜燥湿健脾胃，　　二陈平胃汤适宜。

（二）脾气不足

脾气不足病后多，　　高龄之人气血虚。
神疲食少多困倦，　　嗜睡懒言易汗惊。
舌苔薄白脉细弱，　　益气健脾六君汤。

附二：健忘

健忘是指记忆差，　　遇事善忘难追忆。
说话有头却无尾，　　做事有始而无终。
历代医籍古书中，　　称为"喜忘"和"善忘"。

（一）心脾不足

心脾不足健忘证，　　精神疲倦忆力差。
失眠多梦时心悸，　　纳少无味口水多。
舌淡苔白脉细弱，　　补养心脾归脾汤。

（二）心肾亏耗

心肾亏耗有健忘，　　眩晕耳鸣五心烦。
腰疼膝软遗滑泄，　　舌红少苔脉细数。
滋养心肾治疗法，　　天王补心丹加减。
若兼阳虚不同证，　　舌质淡来脉沉细。
当以阴阳并补法，　　辨证施治不能离。

附方

(1) 归脾汤加减。常用药：党参、黄芪、白术、当归、夜交藤、合欢皮、远志、酸枣仁、茯神、五味子等。若血虚面色不华，加熟地黄、丹参。心神不宁，夜梦易惊，可加龙齿、珍珠母。

(2) 天王补心丹加减。常用药：制首乌、生熟地、麦冬、玄参、黄连、柏子仁、朱茯神、五味子等。若肝火偏旺，头痛、目赤、脉弦，酌加龙胆草、栀子。肾亏火旺、遗精频作，可加知母、黄柏。心烦不安、头昏、耳鸣，加珍珠母、龙齿、阿胶。心肾不交，加肉桂以引火归元。

(3) 温胆汤加味。常用药：半夏、陈皮、茯苓、远志、竹茹、枳实、甘草等。如热象明显，心烦口苦、舌质红、苔黄腻，加黄连、栀子。胃中不适、消化不良，加神曲、山楂等。便秘加大黄。懊憹不寐，加合欢花、酸枣仁。

(4) 二陈平胃汤加减。常用药：藿香、佩兰、苍术、厚朴、陈皮、半夏、菖蒲、广郁金、茯苓、制南星等。

(5) 六君子汤加减。常用药：党参、白术、茯苓、陈皮、石菖蒲、远志等。若兼中阳不足，畏寒肢冷，应酌加干姜、附子等。

汗证（盗汗、自汗）

自汗盗汗一病证，　　人体不同外来因。
昼日汗出名自汗，　　寐中汗出盗汗称。
自汗盗汗一个症，　　既可单独而出现，
也可因某些疾病，　　密切相关所引起。

病因病理

（一）素体不足

素体不足久病虚，　　气虚不能卫外邪。
阳虚腠理不致密，　　导致津液向外泄。
营阴不足生内热，　　阴虚内热逼液泄。

（二）邪热偏盛

邪热偏盛肝火旺，　　湿热素盛郁蒸营。
内经《灵枢·决气篇》，阐述了“腠理发泄
汗出溱溱是谓津”。　津液随卫气散布，
循经脉营血周流。　　体内阴阳偏盛衰，
营卫失和热邪盛，　　蒸液外泄汗必成。

辨证施治

自汗盗汗的辨证，　　区别阴阳和虚实。
一般虚多实证少，　　气虚阳虚卫表虚。
腠理不固自汗出，　　阴虚内热盗汗生。
自汗久则可伤阴，　　盗汗久则可伤阳。
出现气阴两虚证，　　或阴阳两虚之证。
或因邪热郁蒸象，　　虚实错杂见之候。

（一）气（阳）虚证

卫表气虚腠不固，　　汗出恶风易感冒。
倦怠乏力精神疲，　　面色㿠白气息短。
活动之后汗更甚，　　舌苔淡白脉细数。
益气固表玉屏风（散），黄芪建中汤加减。

（二）阴虚证

阴虚血虚内热生，　　迫液外泄盗汗称。
夜寐盗汗或自汗，　　五心烦热兼低烧。
面颧色红有口渴，　　舌红少苔脉细数。
养阴清热生脉散，　　当归六味汤加减。

（三）湿热证

湿热证邪热郁蒸，　　营卫失调汗溱溱。
汗出而黏易黄染，　　下肢汗甚为特征。
口苦咽干纳食差，　　手足心热小便黄。
肝胆湿热邪郁胜，　　舌苔薄黄脉濡数。
清肝泄火化湿热，　　龙胆泻肝汤加减。

附　方

（1）玉屏风散加减。常用药：黄芪、炙麻黄、防风、白术、党参、浮小麦、煅牡蛎、红枣等。肢冷怯寒、阳虚不固者，加桂枝、白芍、生姜，甚者加附子。兼有伤阴者，加麦冬、五味子，养阴敛汗。

（2）黄芪建中汤加减。常用药：黄芪、桂枝、白芍、甘草、生姜、大枣、饴糖。

（3）当归六味汤加减。常用药：生熟地、五味子、麦冬、当归、白芍、乌梅、黄芩、黄连、黄柏等。兼有气虚者，加黄芪、太子参、白术。

（4）龙胆泻肝汤加减。常用药：黄芩、

焦栀子、生地黄、泽泻、木通、车前子、糯稻根等。若湿热偏盛者，酌配苍术、生薏仁、黄柏、茯苓、滑石。肝火偏旺者，配龙胆草、牡丹皮。

郁 证

情志不舒致郁证，气滞邪郁是病因。
临床表现为多见，心情抑郁欠安宁。
胁肋胀痛性情急，易哭善笑脏躁称。

《丹溪心法》提出“六郁”之说，有气郁、血郁、痰郁、湿郁、热郁、食郁等六种，而主要以气郁为先。

病因病理

郁证病因情志抑，肝失调达气不畅。
肝失疏泄气郁结，胸闷太息络不和。
气郁而血不流畅，肝络不和胀痛生。
肝郁伤脾脾不健，脾不运化湿痰生。
痰郁湿困气交阻，咽喉膈上部不舒。
时有异物梗塞感，故有“梅核气”之称。
久郁心神心失养，脏腑功能又失调。
悲忧善哭神无主，郁久化火心不宁。

辨证施治

郁证初起情绪低，表现肝气的郁滞。
心脾两虚有影响，辨证施治不能离。
虚实夹杂繁多证，迁延日久变化多。

根据《素问·六元正纪大论》“五郁”的治疗原则，结合临床实践，归纳为各类证候分述如下。

（一）肝气郁结

肝失调达气郁结，精神抑郁情不宁。
胸闷彻背多太息，胁肋胀痛无定处。

脘闷嗳气食欲差，　舌苔薄白脉象弦。
疏肝理气解郁法，　柴胡疏肝散加减。

（二）气滞痰郁

气滞痰郁交阻证，　心脾气结郁痰生。
痰气郁阻咽不适，　甚则有物梗阻感。
咽之不下咯不出，　胸中窒闷兼胁痛。
肝气挟痰湿之征，　舌苔白腻脉弦滑。
化痰理气解郁法，　半夏厚朴汤加减。

（三）忧郁伤神

忧郁伤神心失养，　气血不足久郁伤。
精神恍惚心不安，　悲忧善哭情失常。
反复发作时欠伸，　舌苔淡薄脉沉细。
养心安神润脏躁，　甘麦大枣汤加减。

（四）心肾阴虚

心肾阴虚郁火伤，　郁证经久心失常。
眩晕心悸烦少寐，　健忘腰酸体不强。
男子多梦有遗泄，　女子月经闭不调。
舌质微红少苔见，　脉象细数或细弦。
滋养心肾治疗法，　六味地黄汤加减。

附　方

（1）柴胡疏肝散加减。常用药：炙柴胡、白芍、香附、枳壳、陈皮、郁金、佛手（或花）、绿萼梅等。如嗳嗳频多、胸脘不舒，酌加旋覆花、代赭石、制半夏，以平肝降逆和胃。兼有食欲不振、脘腹痞胀，可加鸡内金、焦神曲、山楂炭。若气郁化火、性躁易怒、目赤、口干苦、舌红、脉弦数，加牡丹皮、栀子、夏枯草（或龙胆草）、黄芩等清泄肝火。

（2）半夏厚朴汤加减。常用药：制半夏、

厚朴、苏梗（或叶）、香附、枳壳、陈皮、茯苓、佛手等。兼有痰热、口苦而干、胸闷、心烦、便秘、舌苔薄黄者，去厚朴、陈皮，酌加竹茹、全瓜蒌、川贝母、黄芩、黄连等清热化痰。咽红且痛，可酌加射干、挂金灯、青黛、山慈姑、芒硝以清热和咽润燥。伤津、口干咽燥、舌质红，去厚朴、苏梗，加沙参、麦冬、天花粉。

（3）甘麦大枣汤加减。常用药：甘草、淮小麦、大枣、柏子仁、炒酸枣仁、合欢皮、广郁金等。若神倦、食少、心悸不寐、面色少华、舌质淡，具有心脾两虚证候者，可酌加党参、黄芪、白术、当归、远志、桂圆肉等补养气血，兼宁心神。如舌质红、心营不足，可加地黄、百合补阴生津。

（4）六味地黄汤加减。常用药：生地黄、天冬、麦冬、玄参、山茱萸、枸杞子、女贞子、酸枣仁、远志、茯神、五味子等。如阴虚火旺、心烦易怒、口干、脉弦细数、舌红，加黄连（或黄柏）、知母以滋阴降火。心烦、失眠严重者，可加服朱砂，或服安神丸。男子遗精频多，酌加金樱子、牡蛎、芡实、莲须，或服金锁固精丸固肾涩精。

癫　狂

癫狂本是情志伤，　　精神失常疾病生。
癫者文痴多沉默，　　语无伦次静多笑。
狂者狂言多妄语，　　喧扰不宁动怒生。
文痴为癫武痴狂，　　两者症状有差异。
病理相互有联系，　　故常癫狂一并称。

早在《内经》对癫狂的初发已有描述。《灵枢·癫狂篇》说："癫疾始生，先不乐、头重痛、视举、目赤甚……狂始发，少卧不饥、自高贤也，自辩智也，自尊贵也，善骂詈日夜不休。"

病因病理

癫之发于情志伤，　　忧郁伤肝肝气结。
损伤于脾脾不伸，　　运化失调痰浊生。
痰气上逆蒙心神，　　沉默痴呆发为癫。
亦有因思虑太过，　　损伤心脾致心虚。
心虚神耗不自主，　　喃喃独语失控制。
语无伦次颠倒乱，　　亦能发展成癫证。
狂之发于多由神，　　忆识思维刺激深。
忿郁悲愤和恼怒，　　伤及肝胆不得宣。
郁而化火蒸津液，　　结为痰火闷心胸。
痰火上扰蒙心窍，　　情志逆乱无所依。
狂躁不宁心失主，　　喧扰打骂狂证称。

辨证施治

（一）癫

1. 痰气郁结

痰气郁结癫证发，　　气郁痰结神志蒙。

精神抑郁证初起，　　表情淡漠语无伦。
神志痴呆喃独语，　　喜怒无常哭笑频。
症见妄闻多疑想，　　不思饮食湿困脾。
舌质薄白多带腻，　　脉象弦细或弦滑。
理气解郁化痰窍，　　顺气导痰汤加减。

2. 心脾两虚

心脾两虚气血亏，　　气血亏耗心失养。
精神恍惚神志乱，　　失眠多梦心悸惊。
沉默寡言多不寐，　　悲伤欲哭面无华。
困倦无力食欲减，　　舌淡苔薄脉沉细。
健脾补血养心神，　　养心汤中加味灵。

（二）狂

1. 痰火上扰

痰火上扰清窍蒙，　　火积痰壅心失神。
情志急躁多易怒，　　两目怒视狂不安。
喧扰不宁歌笑意，　　毁物殴人躁不休。
不避亲疏狂乱作，　　失眠头痛面目红。
舌质红绛苔黄腻，　　脉象弦大或滑数。
涤痰镇心泻肝火，　　生铁落饮方加减。
可用礞石滚痰丸，　　或用当归龙荟丸。

2. 火盛伤阴

火盛伤阴证必狂，　　火郁阴伤神不安。
狂病日久病势缓，　　时而狂躁时而惊。
形体消瘦精神弱，　　唇燥口干颧潮红。
少寐少食小便短，　　舌红少苔脉细数。
滋阴降火安神志，　　二阴煎合定志丸。

附　方

（1）顺气导痰汤加减。常用药：制半夏、陈皮、陈胆星、朱茯苓、香附、炒枳实、郁金、石菖蒲等。如胸闷气郁、喜太息，加沉香、厚朴花、佛手。神思迷惘、表情呆钝、舌苔白腻，加远志、川贝母。烦躁不寐、舌苔黄腻、脉滑、痰郁化热者，酌加黄连、天竺黄。

（2）养心汤加减。常用药：党参、白术、当归、丹参、熟地黄、茯神、远志、酸枣仁、菖蒲等。气虚明显者，加黄芪。喜悲伤欲哭者，加用炙甘草、淮小麦、大枣。神思恍惚、心悸易惊，酌加龙齿、磁石。病久脾肾阳虚，迟钝、懒动、嗜卧、面色苍白、脉沉细，酌加附子、肉桂、巴戟天、仙茅、仙灵脾、熟地黄等。

（3）生铁落饮加减。方中以生铁落重镇心神为主；菖蒲、胆南星、远志、茯神、朱砂等开窍涤痰，兼能安神；连翘、钩藤以清热平肝；天冬、麦冬、玄参可在火盛伤阴时用之。并可配礞石滚痰丸以泻火逐痰，当归龙荟丸以泻肝清火。

（4）二阴煎合定志丸加减。常用药：生地黄、麦冬、玄参、黄连、木通、灯心草、茯神、酸枣仁、五味子、炙甘草等。如痰火未平，酌加胆南星、竹茹、天竺黄等清化痰热。真阴耗伤，烦躁不安，加龟板、阿胶。

痫　证

痫证又名称癫痫，　　间歇阵发神志昏。
肢体抽搐吐涎沫，　　俗称本病"羊痫风"。
发作之时突昏倒，　　卒倒无知不省人。
口噤牙紧目上视，　　口作六畜叫吼声。
发无定时忽作止，　　醒后外观如常人。

病因病理

病因病理虽复杂，　　精神因素是病根。
饮食先天有影响，　　造成脏腑功失调。
积痰内风皆可致，　　痰聚而气逆不顺。
气郁化火升风动，　　肝风挟痰清窍蒙。
横窜经络塞心窍，　　内扰神明痫证生。

如《临证指南》说："痫证或由惊恐，或由饮食不节，或由母腹中受惊，以致脏气不平，经久失调，一触积痰，厥气内风，卒焉暴逆，莫能禁止，待其气反然后已。"

辨证施治

痫证虽有典型症，　　但有轻重所不同。
发作时间有长短，　　少则数分多数时。
发作间歇有久暂，　　短则一日有数发。
或有数月而发作，　　长则几年忽一发。
轻则表现一时性，　　意识障碍或丧失。
病人突然中断活，　　手中物件突然落。
突然头倾速竖起，　　两目直视眼上翻。
呆木不动呼不应，　　一瞬时间可恢复。
重则来势较急骤，　　卒倒叫吼昏不知。
抽搐口噤吐涎沫，　　过后醒来无所知。

常遗头昏和头痛，　　身疲乏力情绪低。
大抵发作轻与重，　　痰浊深浅气盛衰。

（一）肝风痰浊

肝风痰浊被阻证，　　风痰上逆阻窍络。
发作之前有眩晕，　　头昏胸闷肢乏力。
猝然昏仆不省人，　　牙关紧闭目上翻。
四肢抽搐吐涎沫，　　甚则有时叫吼声。
肝旺挟痰浊之象，　　舌苔薄腻脉弦滑。
熄风豁痰开心窍，　　定痫丸方加减宜。

（二）心肾亏虚

心肾亏虚痫证作，　　病久耗伤心肾阴。
痰浊未尽屡易发，　　醒后精神多萎靡。
头晕眼花腰膝软，　　睡眠不宁记力差。
语言欠清木呆象，　　面色无华气血差。
舌质淡红苔薄白，　　脉象细弦或细滑。
补益心肾健脾运，　　大补元煎方加减。
如以健脾化痰法，　　六君子汤最适宜。

附　方

(1) 定痫丸加减。常用药：半夏、胆南星、川贝母、菖蒲、远志、茯神、陈皮、全蝎、珍珠母、僵蚕等。如目赤、便秘、脉象滑数有力、痰火内遏，可酌加黄连、龙胆草、大黄，或用礞石滚痰丸清热涤痰。平素情志抑郁、气郁不舒，酌加佛手（或花）、香附、合欢花、绿萼梅等顺气解郁。如持续发作、抽搐不止，加钩藤、羚羊角、石决明等熄风潜阳。伴有身热、神昏不醒，加用至宝丹或牛黄清心丸清热开窍。

(2) 大补元煎方加减。常用药：党参、山药、熟地黄、杜仲、当归、枸杞子、酸枣仁、制半夏、陈皮、远志、朱茯神等。如神情呆滞不灵，加矾郁金、九节菖蒲。精神不振、久而不复，可常服紫河车粉。

痉 证

痉证是以项背强，　　四肢抽搐亦平凡。
甚至角弓反张见，　　特征为主本病称。

痉证在《内经》中已有论述，其致病原因，认为是风和湿。如《素问·至真要大论》说："诸痉项强，皆属于湿……诸暴强直，皆属于风。"这是从外邪立论。其后《金匮要略》认为，不但风寒湿之邪可以致痉，而津液耗伤、筋脉失于濡养，更是发病的关键。这是在《内经》的基础上有了进一步的认识。

病因病理

病因病理分外邪，　　实热气血亏损瘀。

（一）邪壅经络

邪壅经络风寒湿，　　壅滞经络脉不通。
气血运行多不利，　　经脉受病而成痉。

《金匮要略》中因外感病邪的不同，有刚痉、柔痉之分：伤寒而表实无汗的称刚痉，中风而表虚有汗的称柔痉。

（二）热甚发痉

热甚发痉邪入里，　　消灼津液阴受伤。
筋脉失于滋养起，　　常见热病伤阴期。
亦可邪热搏营血，　　热盛动风引起痉。

（三）血虚亏损

血虚亏损误汗下，　　产后失血气血伤。
气血耗伤筋失养，　　不能温养而成痉。

（四）瘀血内阻

瘀血内阻痉证作，　　疾病久久不愈深。
气血耗伤行不畅，　　瘀血内阻诸窍塞。
究其病因瘀内留，　　筋脉失养发生痉。

如《医学原理》说："有气血不能引导，津液无以养筋脉而致者；有因津血不足，无以荣养筋脉而致者；有因痰火塞窒经隧，以致津血不荣者；有因真元本虚，六淫之乘袭，致血不能荣养者。虽有数因不同，其于津血有亏，无以滋养筋脉则一。"

辨证施治

（一）邪壅经络

邪壅经络痉证发，　　头痛项强背强直。
甚则角弓反张见，　　恶寒发热外邪侵。
湿阻筋脉肢体重，　　舌苔白腻脉浮紧。
祛风散寒和燥湿，　　羌活胜湿汤加减。

（二）热胜发痉

热胜发痉有发热，　　胸闷不适项背强。
甚则卧而不着席，　　口噤齘齿手脚挛。
腹满便秘小便赤，　　阳明燥热腑内结。
舌苔黄腻或黄糙，　　脉象沉弦而有力。
泄热存阴生津润，　　增液承气汤加减。

（三）气血亏虚

气血亏损而发痉，　　素体虚弱而造成。
多因失血和久病，　　四肢抽搐又痉强。
头昏目眩多自汗，　　神疲乏力短气叹。
元气耗伤精神惫，　　舌苔淡红脉弦细。
气血并补治疗法，　　八珍汤用酌情加。

（四）瘀血内阻

瘀血内阻羁留深，　　血行不畅痉证作。
形体消瘦身体弱，　　项强抽搐筋急生。
头痛神疲精神惫，　　舌质暗紫脉细涩。
活血化瘀通窍法，　　通窍活血汤加减。

附　方

（1）羌活胜湿汤加减。常用药：羌活、独活、防风、藁本、甘草、川芎等。如身热筋脉拘急、胸脘痞闷、渴不欲饮、小便短赤，此为湿热入络，宜清热化湿、疏通经络，用秦艽、地龙、威灵仙、滑石、丝瓜络等以清热化湿，疏通经络，或酌加薏仁、藿香、白豆蔻等以宣气利湿。

（2）增液承气汤加减。常用药：大黄、芒硝、麦冬、生地黄、玄参。本方以大黄、芒硝通便泄热以存阴，玄参、麦冬、生地黄以滋润养阴，使热去津回，则热痉可以缓解。如热盛伤津，并无腑实之证，可用人参、石膏、知母、甘草、粳米等以清热救津。

（3）八珍汤加减。常用药：当归、川芎、白芍、熟地黄、人参、白术、茯苓、甘草。本方培补脾胃，以增强气血生化之源，使饮食生化精微，助长气血，足以充养百脉，则筋脉柔和，而痉证自愈。若脾阳不振，纳食不香、大便溏薄、面色㿠白、舌质淡、脉细者，宜温中健脾，可加干姜、桂枝、饴糖等。若肾阳不足，四肢发冷、大便泄泻、舌质淡、脉沉细者，宜温阳益肾，可加补骨脂、肉豆蔻、五味子、吴茱萸，或附子、肉桂，去当归、熟地黄。

（4）通窍活血汤加减。常用药：赤芍、川芎、桃仁、红花、麝香、老葱、姜枣等。本方以赤芍、川芎、桃仁、红花活血消瘀，麝香、老葱开通清窍、活血通络，使血行而筋脉得养，则痉证可以缓解。瘀血内阻痉病，往往兼有气血不足，可以加入当归、熟地黄、党参、白术等以补养气血。

厥　证

"厥"是突然昏倒证，　　不省人事志不清。
四肢厥冷为主症，　　轻重厥而有不同。
轻者昏厥时间短，　　发病严重不一般。
也有一厥至不复，　　甚则导致人死亡。
清醒之后无偏瘫，　　口眼㖞斜后遗症。
中风主要区别点，　　后遗症状较多见。
《内经》对厥论述多，　　范围相当亦广泛。
根据临床较多见，　　分为气厥血厥称。
更有痰厥食厥辨，　　暑厥几种分别论。

病因病理

（一）气厥

气厥发生两种因，　　一是恼怒或惊骇。
气机逆乱壅心胸，　　蒙闭窍隧猝然昏。
一是元气平素弱，　　过度疲劳或悲恐。
气虚下陷胸阳阻，　　清阳不升突昏厥。
两种原因发生厥，　　前者属实后者虚。

（二）血厥

血厥发生两种情，　　肝阳素旺属于实。
暴怒后血随气逆，　　气血上壅清窍塞。
虚证多由产后虚，　　失血过多慢性疾。
以致气随血脱甚，　　突然而发生晕厥。

《素问·生气通天论》所谓"大怒则形气绝而血菀于上"者是也。属于虚证，多由于产后或其他疾病，失血过多，以致气随血脱，而发生晕厥。

(三）痰厥

痰厥多见于形盛，　　气弱之人易发之。
嗜食酒酪肥甘品，　　脾胃受伤运失常。
以致聚湿多生痰，　　痰阻中焦气不利。
日积月累痰愈多，　　气机愈阻气上逆。
势必气道被阻塞，　　清阳被蒙突发厥。

(四）食厥

饮食不节食厥因，　　积食内停失转输。
上下痞膈气机阻，　　因而窒闷致食厥。
此情小儿较常见，　　成人饱食之后时。
骤逢恼怒不顺事，　　则食相进易发生。

(五）暑厥

暑厥发生炎热天，　　长途跋涉曝烈日。
突为暑邪来侵犯，　　影响气机的升降。
以致上下隔阻滞，　　每易招致卒发厥。

以上几种厥证病，　　病因虽有各不同。
病理多由气机乱，　　升降失常致病患。
气盛有余逆上壅，　　清窍为之蔽塞门。
气虚不足则气陷，　　清阳不得于舒展。
升降失司气逆乱，　　皆以突然发昏厥。

辨证施治

厥的主要症状情，　　突然昏倒志不清。
一边诊查虚实证，　　一般进行急救人。
病人多以宜静卧，　　先给针灸急施治。
实证当针人中穴，　　素髎涌泉刺十宣。
牙关紧闭应启齿，　　以便诊查和服药。
一般先用搐鼻散，　　取嚏之后有效应。
随后再服苏合丸，　　玉枢丹用来开窍。

虚证当宜灸百会，　　　膻中关元针内关。
虚证而见气息微，　　　张口自汗肤冷凉。
脉沉微细参附汤，　　　回阳固脱首为先。
如见汗出现热象，　　　舌红少苔脉细数。
益气救阴治疗法，　　　生脉散用当适时。
苏醒后的再处理，　　　中西两法治疗宜。

（一）气厥

1. 实证

实证患者形体实，　　　多由情绪刺激生。
突然昏倒牙口噤，　　　握拳胸膈喘满生。
四肢厥冷苔薄白，　　　脉象沉伏或沉弦。
理气开郁治疗法，　　　五磨饮子用加减。

2. 虚证

虚证平素身体弱，　　　或由惊恐过疲劳。
睡眠不足精神损，　　　饥饿受寒所诱发。
眩晕昏仆面苍白，　　　汗出肢冷气息低。
脉象沉微阳虚象，　　　四味回阳饮加减。

（二）血厥

1. 实证

由于暴怒肝气逆，　　　血随气升蔽心胸。
甚至突然昏仆地，　　　不省人事志不清。
牙关紧闭面唇紫，　　　舌红少苔脉沉弦。
活血顺气平熄风，　　　通瘀煎方来加减。

2. 虚证

虚证多由久病因，　　　慢性疾病内出血。
或在分娩出血多，　　　肠风崩漏致血虚。
突然昏厥肢体冷，　　　面色无华色苍白。
目陷口张肢震颤，　　　自汗肤冷精神疲。
呼吸微弱舌质淡，　　　脉象细数又无力。
补养气血扶正气，　　　急用独参汤灌服。
当归补血汤调理，　　　人参养荣汤亦佳。

（三）痰厥

痰阻气机清窍蒙，　多湿多痰气逆生。
突然发生痰厥病，　喉间时作有痰声。
痰浊郁滞胸膈闷，　甚则呕吐吐涎沫。
本是痰浊内壅象，　呼吸急促口流涎。
甚则反复有发作，　舌苔白腻脉沉滑。
行气豁痰开心窍，　导痰汤中来加减。

（四）食厥

食厥多因暴食生，　突发昏厥不省人。
气息窒塞多气急，　脘腹胀闷大便坚。
食滞内停气不降，　舌苔厚腻脉滑实。
和中消导健脾胃，　保和丸方加减服。

（五）暑厥

暑厥感受暑热邪，　突然昏倒人不知。
汗多面白肢厥冷，　舌红无苔脉细数。
或暑热郁蒸于外，　故见身热而面赤。
均是暑热伤阴势，　脉象虚弦而代数。
清热开窍解暑气，　急用牛黄清心丸。
紫雪丹等水调服，　结合针灸刺人中。
十宣合谷曲泽穴，　清泄邪热效更灵。

附　方

（1）五磨饮子加减。常用药：沉香、木香、乌药、枳壳、郁金、香附、白檀香、合欢花、砂仁等。晕厥时呕吐痰涎、胸闷如窒、舌苔白腻、夹有浊痰者，酌加陈皮、制半夏、茯苓、石菖蒲。醒后悲伤或哭笑无常者，酌加丹参、远志、酸枣仁、茯神等，以安神定志。平时可服越鞠丸舒气解郁，以资预防。

（2）四味回阳饮加减。常用药：党参、附

子、干姜、炙甘草、黄芪、大枣等。如汗出肤冷、病情重急者，加红参、龙骨、牡蛎、五味子，益气敛阴止汗。心悸、怔忡、脉细或见歇止、三五不调，可酌加当归、阿胶、桂枝、酸枣仁、远志等，滋阴通阳宁心。

（3）羚角钩藤汤、通瘀煎加减。常用药：羚羊角（或水牛角）、钩藤、桑叶、菊花、生地黄、乌药、香附、当归、泽泻等。伴有拘急，甚或搐搦，加地龙、全蝎。醒后眩晕、头痛，加珍珠母、石决明、夏枯草。若见肢体活动稍差、舌质紫暗、脉细涩等血瘀征象者，加桃仁、红花、赤芍等化瘀之品。

（4）当归补血汤、人参养荣汤加减。常用药：黄芪、当归、党参、炙甘草、熟地黄、阿胶等。气随血脱，去党参，加红参、制附子、炮姜炭、煅龙骨。

按：血厥虚证往往同时伴有血虚。若因严重出血导致气随血脱者，有一厥不复的可能。出血未止者，应查明出血的部位，予以针对性治疗。

（5）导痰汤加减。常用药：半夏、陈皮、枳实（或枳壳）、陈胆星、矾郁金、远志、石菖蒲等。并另调服戈制半夏粉、川贝母粉。有气郁现象者，配沉香、厚朴。痰湿盛，舌苔白腻者，加白芥子、苏子。痰热甚，舌苔黄腻、脉滑数者，加天竺黄、桑白皮、黄芩等。

按：痰厥因咳喘引起，痰咯不出时，可轻拍其背部，或按摩天突穴，以利咯痰。咯出黏痰而症状缓解后，仍按其咳喘本病辨证治疗。

（6）保和丸加减。常用药：山楂、神曲、莱菔子、半夏、陈皮、茯苓等。方中山楂、神曲、莱菔子均能消食，半夏、陈皮、茯苓和胃化湿。若气机窒塞、浊气上壅，可加藿香、苍术、厚朴、砂仁等理气化浊。若腹胀大便不通，可加大黄、厚朴、枳实等以导滞下行。

（7）牛黄清心丸。紫雪丹等凉开水调服。并可结合针刺人中、十宣、曲泽、合谷等穴清泻邪热。若苏醒后多汗肢冷，可选用党参、麦冬、五味子、佩兰、扁豆花、薄荷等药。若身热面赤，可选用石膏、知母、甘草、党参、石斛、玉竹等药。

中　风

中风临床有特征，　　卒然昏仆不省人。
突发口眼歪斜证，　　半身不遂语言蹇。
发病突然变化速，　　“风性善行而多变”。
又“如矢石之中的，　　若暴风之疾速”矣。
故此称之为中风，　　历代医家不一致。

《伤寒论》中所谈的以发热、恶风、汗出、脉浮缓为主症的中风，是由风邪侵袭所致，不属本病范畴。如《灵枢·刺节真邪篇》说：“虚邪偏客于半身，其入深，内居营卫；营卫稍衰，则真气去，邪气独留，发为偏枯。”《金匮要略》谓“络脉空虚”，风邪乘虚而入，并以病情之轻重，分列经络脏腑的证候。这一历史时期，多论述外风。汉唐以后，《河间六书》主张“心火暴甚”。《东垣十书》认为“正气自虚”。《丹溪心法》则主张由于“湿痰生热”所致。这都着重于内在因素立论。

病因病理

本病病因和病理，　　大多由于正气虚。
肝风内动有影响，　　突发中风是诱因。

（一）

情志所伤起居失，　　体内阴阳两失调。
肾阴不足心火亢，　　不能上济于心阴。
肝失所养阳亢上，　　肝风暴涨必形成。
肝肾之阴如下虚，　　血菀于上发本病。

（二）

饮食不节劳内伤，　　脾失健运湿生痰。

痰郁化热凝心胸，　　肝风挟痰上扰证。
蒙蔽清窍神志乱，　　流窜经络猝发病。

（三）
由于环境各不同，　　也可因脉络空虚，
风邪入侵发本病。　　阴虚阳亢痰浊盛，
加之外感风邪致，　　外邪引动内风病。

辨证施治

辨证施治中风证，　　本虚标实要辨清。
在标风火痰壅盛，　　气血郁阻窜经络。
在本则属肝肾亏，　　气血衰少不能营。
病情浅深和轻重，　　本虚标实缓急别。
辨证施治须注意，　　临床常将中风分。

（一）中经络
经络空虚风邪入，　　肝风挟痰窜经络。
气血不调运不畅，　　突然口眼歪斜形。
肢体拘急肤麻木，　　语言失利口流涎。
半身不遂身沉重，　　肌肉关节酸痛频。
舌苔薄白口中淡，　　脉象弦细或弦数。
祛风通络和营卫，　　牵正散合导痰汤。
若是肝肾阴虚证，　　风痰上扰损心神。
平素常见头晕痛，　　耳鸣目眩少寐梦。
突然发生舌强謇，　　口眼㖞斜身不遂。
舌质红来或苔腻，　　脉弦滑数或弦细。
滋阴潜阳镇肝风，　　镇肝熄风汤加减。

（二）中脏腑
邪中脏腑表现情，　　突然昏倒不省人。
闭证脱证要区别，　　虚证实证须分明。
闭证邪实内闭主，　　属实急宜以祛邪。
脱证阳气欲脱主，　　属虚急宜以扶正。

闭脱证均危急重，治法先后有不同。
所以必须分辨清，才能正确急救成。

1. 闭证

闭证风阳痰火证，风阳痰火蒙心神。
突然昏仆主证见，不省人事身失灵。
口噤不开牙紧闭，两手紧握二便闭。
阳闭上述诸症外，还有身热面赤红。
气粗口臭烦躁象，证实躁扰心不宁。
舌质红来苔黄腻，脉象弦滑而代数。
豁痰开窍熄风火，羚羊钩藤汤加减。
阴闭一般症状外，还有面白唇紫暗。
静卧不烦肢不温，痰涎壅盛喉间鸣。
舌质淡红苔白腻，脉象沉滑缓等症。
辛温开窍除痰风，急用苏合香丸冲。
灌服或用鼻饲法，并用涤痰汤加减。

2. 脱证

脱证阴竭亡阳证，正不胜邪抗病差。
突然昏仆不省人，目合口张气息低。
手撒肢冷多汗出，鼻鼾息微肢瘫软。
面色苍白二便遗，舌痿脉沉或细微。
救阴回阳兼固脱，参附汤合生脉散。

（三）后遗症

中风经过急救治，往往留有后遗症。
半身不遂称“偏枯”，风痰留窜经络深。
血滞血瘀血痹阻，经隧不通气不行。
血不能荣运不畅，肢体偏废不能用。
药物治疗标本兼，先标后本首为先。
其标因风痰阻络，血脉运行气不畅。
治宜益气活血法，祛风化痰不能离。
补阳还五汤加减，搜风地龙僵蚕蝎。
化痰陈皮半夏汤，活血通络用桑枝。
络石藤加鸡血藤，行瘀丹参当归尾。

桃仁赤芍红花添，　　若以下肢有瘫软。
无力为主气血虚，　　加用补肝益肾品。
药如牛膝桑寄生，　　杜仲枸杞制首乌。
续断地黄山茱萸，　　再加锁阳肉苁蓉。
本病辨证来施治，　　除了上述内容外，
配合针灸推拿法，　　促早康复更适宜。

附　方

（1）牵正散合导痰汤加减。常用药：天麻、钩藤、菊花、白蒺藜、陈皮、制半夏、胆南星、地龙、白僵蚕、全蝎等。如眩晕严重、肢搐手抖，酌加生石决明、牡蛎、磁石等潜阳镇肝。言语不清、神情较呆滞，加菖蒲、远志化痰醒窍。病起稍缓，痰瘀交阻，有舌质紫、脉细涩等血瘀征象者，酌加丹参、桃仁、红花、赤芍活血化瘀。

（2）镇肝熄风汤加减。常用药：怀牛膝、白芍、龙骨、牡蛎、代赭石、玄参、制龟板等。本方以白芍、玄参加龟板滋养肝肾之阴，龙骨、牡蛎、代赭石镇肝潜阳，又重用牛膝引气血下行，并加钩藤、菊花以熄风清热。痰盛者，可去制龟板，加胆南星、竹沥。心中烦热者，加黄芩、生石膏。头痛重者，可加生石决明、夏枯草。

（3）羚羊钩藤汤加减。常用药：羚羊角或山羊角、钩藤、珍珠母、石决明、竹沥、半夏、陈胆星、天竺黄、黄连、九节菖蒲、矾郁金等。并化服清热开窍药，如至宝丹、牛黄丸（牛黄清心丸或安宫牛黄丸）。喉间痰响，可服竹沥、猴枣散（或川贝母粉、戈制半夏粉）。肝火旺盛、面红目赤、脉弦劲有力，酌加龙胆草、栀子、夏枯草、代赭石、磁石等清泻镇摄。痰热伤津，舌质干红、苔黄糙，宜加沙参、石斛、麦冬、生地黄等滋阴清热。

（4）涤痰汤加减。常用药：半夏、胆南星、橘红、茯苓、石菖蒲、枳实、天麻、竹茹等。方中以半夏、橘红、竹茹、茯苓除痰化湿，以石菖蒲、胆南星开窍豁痰，以枳实降气和中，加天麻、钩藤平肝熄风。

（5）参附汤合生脉散加味。常用药：人参、附子、麦冬、五味子、山茱萸等。汗多，加龙骨、牡蛎。舌干、脉微，加玉竹、黄精。

痿　证

痿证是指肢体状，　　筋脉弛缓软无力。
日久不能随意动，　　运动失常肌萎缩。
下肢痿软较多见，　　古代就有“痿躄”称。
“痿”是肢体痿弱象，　“躄”是下肢软无力。

《素问·痿论》对本病早有详细的论述，指出本病主要的病因病理为“肺热叶焦”，因肺燥不能输精于五脏，而出现痿躄症状。并根据症状和程度的不同，结合内脏的病理，分为痿躄、脉痿、筋痿、肉痿、骨痿等五种。后世医家在临床实践的基础上，不断有所阐发。如《景岳全书》认为痿证主要由于“元气败伤则精虚不能灌溉、血虚不能营养”，以致筋骨痿废不用，故治疗本病多以滋养精血补益后天为主。

病因病理

引起痿证的病因，　　有因外感和内伤。
温热毒邪致侵袭，　　久居湿地而致病。
属于外感的范畴，　　脾胃虚弱肝肾亏。
虚为内伤的病因，　　日久不已有影响。
内脏功能导失调，　　两者尚有联系关。

（一）肺热伤津

肺热伤津正气虚，　　感受湿热毒邪侵。
肺受热灼津液耗，　　不能输精于皮毛。
筋脉失于濡润养，　　肺热叶焦发为痿。

《素问·痿论》有“肺热叶焦……发为痿躄”的记载，意即指肺热伤津，可以引起本病。

（二）湿热浸淫

湿热浸淫致病因，　　久处湿地感湿邪。
涉水淋雨湿更甚，　　加速本病的进程。
湿留不去邪化热，　　或因饮食有不节。
过食肥甘腻厚味，　　嗜酒辛辣脾胃伤。
蕴湿积热自内生，　　以致湿热浸筋脉。
影响气血的运行，　　筋脉肌肉纵不收。

（三）脾胃虚弱

脾胃为后天之本，　　气血资生化之源。
脾胃虚弱后天差，　　受纳五谷运失常。
津液气血源不足，　　肌肉筋脉失濡养。
经久不愈脾胃弱，　　于是渐致成痿证。

（四）肝肾亏虚

久病体弱肝肾虚，　　肾精不足肝血损。
筋骨失其营养质，　　经脉失于濡润差。
房事不节患遗泄，　　日久衰弱成痿证。

辨证施治

痿证的辨治原则，　　首先应辨清虚实。
凡感受湿邪初起，　　邪热未退肺津伤。
湿热浸淫属实证，　　脾胃虚弱肝肾亏。
所致病者属虚证，　　还有发生上下肢。
一侧双侧有不同，　　虚中夹实予兼顾。

《素问·痿论》有“治痿独取阳明”之说，认为“阳明者，五脏六腑之海，主润宗筋，宗筋主束骨而利机关也”。按肺之津液来源于脾胃，肝肾的精血亦有赖于脾胃受纳运化而成，所以凡属胃津不足者宜益胃养阴，脾胃虚弱者宜健脾益气，使脾胃功能健运，饮食得增，津液得复，则脾充足，脏腑气血功能转旺，筋脉得以濡养，有利于痿证恢复。

（一）肺热伤津

湿热邪毒灼肺胃，　　津液耗伤筋失濡。
开始多有发热症，　　突然出现肢体软。
皮肤干燥心烦渴，　　咳呛咽干口少津。
小便黄少大便干，　　舌红苔黄脉细数。
清热润燥养肺胃，　　清燥救肺汤加减。

（二）湿热浸淫

湿热内留浸筋脉，　　肢体痿软无力状。
尤以下肢更显明，　　麻木不仁兼微肿。
胸脘痞闷食欲减，　　或有发烧在缠绵。
小便黄赤热涩痛，　　舌苔黄腻脉濡数。
清热利湿治疗法，　　四妙散方来加减。

（三）脾胃虚弱

脾胃气弱食欲差，　　化源不足筋失荣。
下肢痿软无力象，　　甚则肌肉萎缩形。
神疲气短食少进，　　大便溏泻面虚浮。
面色无华不泽润，　　舌苔薄白脉细弱。
健脾益气是根本，　　参苓白术散加减。

（四）肝肾亏虚

筋脉失养病缓慢，　　肢体痿软又无力。
眩晕耳鸣腰膝酸，　　下肢不用肌萎瘦。
遗精遗尿同并作，　　舌红少苔脉细数。
补益肝肾滋阴热，　　虎潜丸方来加减。

附　方

（1）清燥救肺汤、沙参麦冬汤加减。常用药：沙参、麦冬、石斛、石膏、天花粉、生地黄、玉竹、杏仁、火麻仁、桑叶等。若热甚、口渴有汗，可重用石膏，加知母、金银花、连翘、鸭跖草等清热祛邪。呛咳咽燥，加瓜蒌皮、桑白皮、枇杷叶，清润肃肺。热退，精神不振、纳食少，去石膏，加山药、薏仁、红枣、谷芽等养胃益阴。

(2) 四妙散加减。常用药：黄柏、苍术、薏仁、牛膝、防己、萆薢、泽泻、五加皮、蚕砂等。如舌苔白腻湿偏盛者，加厚朴、陈皮、茯苓等化湿分利。形体消瘦，两足有热感、心烦、口干、舌光红少苔、脉数，有热甚伤阴、津液不足证者，去苍术，酌加生地黄、麦冬、石斛、龟板等养阴生津。

(3) 参苓白术散加减。常用药：党参、山药、白术、扁豆、黄芪、甘草、陈皮、莲肉、红枣等。如病久体弱，以及妇女产后，气血两虚者，酌加当归、枸杞、桂圆肉等，并重用参芪。

(4) 虎潜丸加减。常用药：生熟地黄、龟板、知母、黄柏、首乌、枸杞子、杜仲、牛膝、黄精等。症兼面色萎黄无华、心慌、气血两虚者，加党参、黄芪、当归，补气养血。怕冷、舌淡、脉沉细、阳痿、溲数而清等阴虚及阳者，去知母、黄柏，酌加鹿角片、补骨脂、仙灵脾、附子、巴戟天、肉桂等温肾助阳之品，并可加服紫河车粉。

痹　证

痹证气血闭阻意，　　外邪侵袭于肌体。
经络肌肉关节骨，　　气血运行不通畅。
引起酸痛和肢肿，　　重着麻木一类疾。
屈伸不利关节肿，　　皆属本病痹证称。
古有“历节”、“痛风”证，现代“风湿”、“类风湿”。

根据《素问·痹论》所载，按病因将痹证分为风痹、寒痹、湿痹和热痹，从病证特点分为行痹、痛痹和着痹。这两种分类方法，互有联系，如因风邪为主者称为行痹，以寒邪侵袭为主者称痛痹，由湿邪为主者称着痹。但“风、寒、湿三气杂至，合而为痹”。

病因病理

正气不足腠理疏，　　营正不和邪易侵。
感受风寒湿热邪，　　痹阻经络骨肉间。
或因素体不健强，　　缺乏锻炼体质差。
劳逸不当有影响，　　以致气血受损伤。

《素问》载：“风、寒、湿三气杂至，合而为痹。”《类证治裁》更明确指出：“诸痹……良由营卫先虚，腠理不密，风寒湿乘虚内袭，正气为邪所阻，不能宣行，因而留滞，气血凝滞，久而成痹。”《灵枢》说：“粗理而肉不坚者，善病痹。”若阳气偏虚，卫外不固，则风寒湿邪易于侵袭，而致风寒湿痹证。阴血不足，内有郁热，与外邪相搏，热与风湿相合而壅阻经络，可引起风湿热痹证。

辨证施治

辨证施治讲原则，按照痹证来分型。
大抵都按称行痹，痛痹着痹热痹分。
区别病邪各偏胜，临床实践效果真。
偏于风者祛风主，偏于寒者散寒先。
湿邪偏胜的患者，应以化湿为主煎。
热邪偏胜为患者，应以清热治为先。
久痹则应重扶正，益气养血标本兼。
培补肝肾壮筋骨，益气固卫抗外邪。

（一）风寒湿痹

风寒湿痹侵经络，肢体关节酸痛楚。
时轻时重肌肉痛，甚则历节又具疼。
腕肘踝膝等关节，活动疼痛则加剧。
局部现象无红肿，恶风疼痛呈游走。
每值阴雨天为甚，得热则减肢沉重。
痛甚而冷苔薄白，脉象弦紧或濡缓。
祛风散寒除湿法，蠲痹汤合薏仁汤。

（二）风湿热痹

风湿与热邪相搏，阻于经脉与关节。
病势较急关节痛，痛处灼热或红肿。
屈伸不利游走性，甚则不能自活动。
痛不可触得冷舒，身热有汗而不解。
口干渴来心烦躁，小便短赤面色红。
烦闷不安全身状，舌苔黄来脉滑数。
清热解毒疏风络，石膏知母桂枝汤。

（三）痰瘀痹阻

痰瘀痹阻证邪恋，津凝为痰瘀阻络。
痹证日久正虚弱，疼痛时作时止难。
关节肿大有痛感，甚则强直变畸形。

屈伸不利难行走，　　　　舌苔白腻脉细涩。
化痰祛瘀搜风络，　　　　桃红饮子来加减。

附　方

（1）薏仁汤加减。常用药：羌活、独活、桂枝、威灵仙、薏仁、苍术、虎杖等。偏于风，加防风、秦艽。偏于寒，加麻黄、川草乌、细辛，亦可加服小活络丹。偏于湿，加防己、蚕砂、茯苓、泽泻。寒湿偏重、病属初起、表实无汗者，可用麻黄加术汤。

（2）石膏知母桂枝汤加减。常用药：防己、桂枝、生石膏、黄柏、桑枝、忍冬藤、薏仁等。如由风寒郁而化热，而风寒之邪尚未尽去，症兼畏寒、汗出不多、舌苔白者，去黄柏、石膏，加麻黄、防风，或用桂枝芍药知母汤。邪热化火、状热烦渴、关节红肿痛甚、舌红少津、脉数，去桂枝，加栀子、连翘、黄芩，忍冬藤改金银花，重者加水牛角。皮肤红斑，酌加牡丹皮、生地黄、地肤子、赤芍等凉血散风。

（3）桃红饮子加味。常用药：制胆星、当归、白芥子、桃仁、红花、川芎、赤芍、炙僵蚕、地龙、露蜂房、威灵仙、路路通等。如兼见风寒湿热症状者，参考上述治法，结合用药。